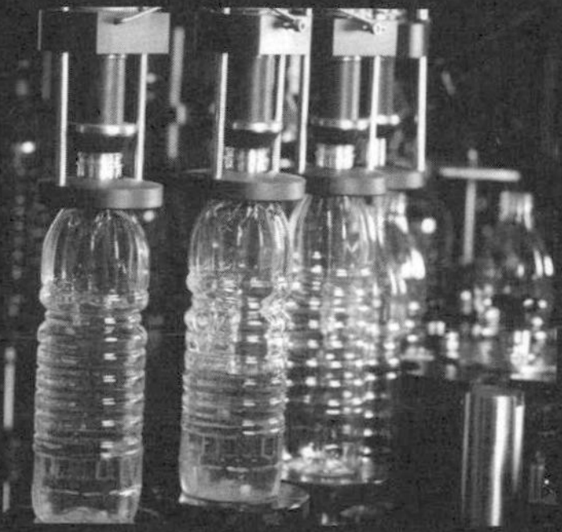

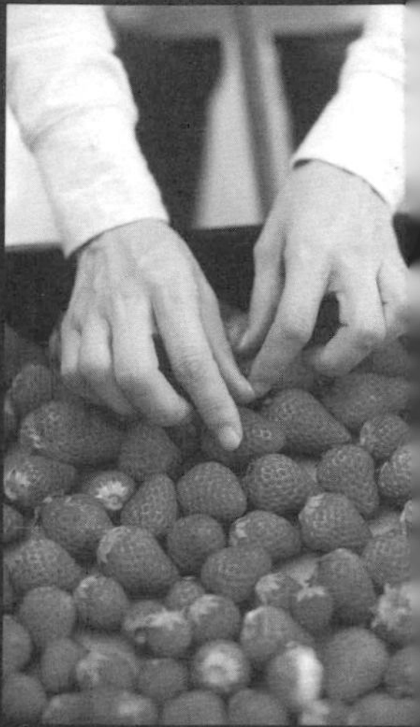

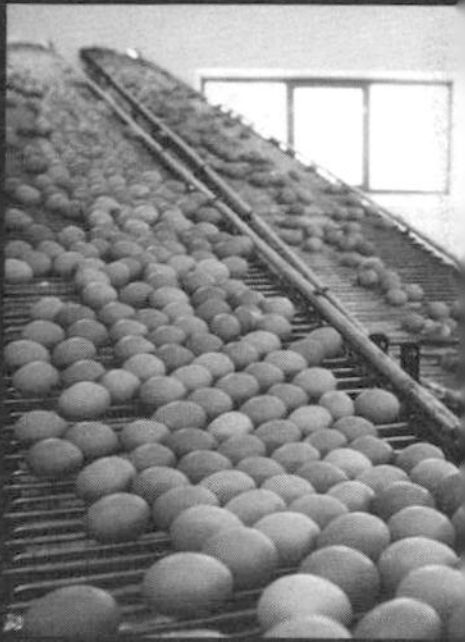

從土地到餐桌上的恐慌

周桂田／徐健銘 著

揭露與理解我們的食品安全到底哪裡出了錯

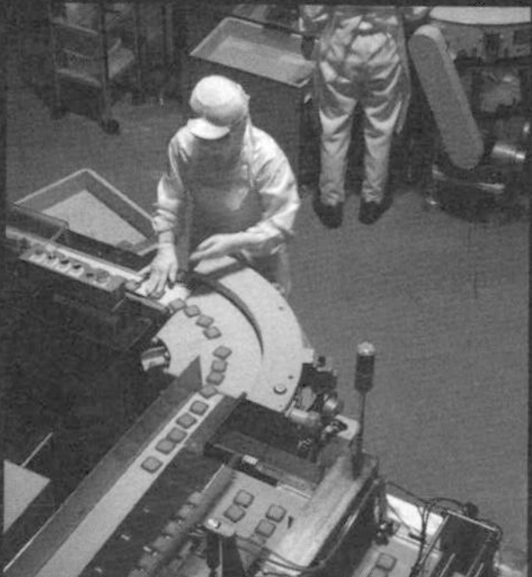

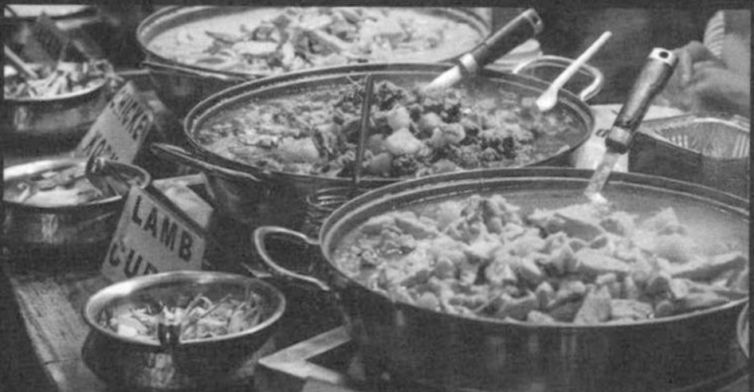

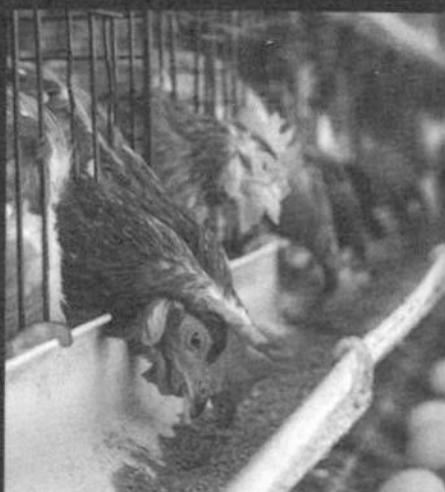

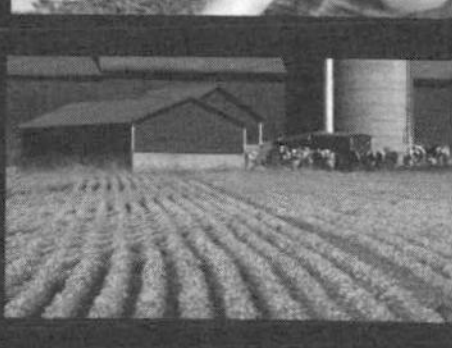

推薦序

食品安全的提升，需要社會大幅度的改造

陳為堅

台灣的食品安全，近幾年接二連三地出現風暴。像是二〇〇八年的奶粉摻三聚氰胺事件，二〇一一年的起雲劑非法添加塑化劑事件，二〇一三年的澱粉摻順丁烯二酸事件與橄欖油混油事件，以及二〇一四年的餿水油／劣油事件和最近被香港政府驗出的豆乾含甲基黃事件等。一時之間，整個國家食安制度的各種可能漏洞，似乎全面地曝露出來，而且還沒有停的跡象。這令一向以完善管控傳染病而自豪的台灣，在食安方面一下子淪落到跟許多開發中國家同樣的等級。很多人問：到底我們的制度出了哪些問題？

其實台灣在更早的時候就已經遭遇過食品安全的問題。一九七九年夏季，彰化縣一家米糠油製造商以加熱除去米糠油的異色和異味時，因加熱管破裂而受多氯聯苯汙染，結果導致兩千多人受害中毒。筆者在學生時代還曾帶領台大醫療服務隊到受害人數最多的彰化縣福興鄉進行暑期服務工作。但是這個事件顯然並沒有讓台灣的食品安全治理有根本性的提升，而只是被定位為個別廠商的違規事件。錯失這個

時機，等到二十一世紀時，由於食品業的結構性改變，台灣在食品安全管理方面的各種疏漏，乃逐一被鑽破。

誠如周桂田教授在本書所揭櫫的，現代社會的食品安全牽涉的層面極廣，從環境的工業或農藥汙染，畜牧業的荷爾蒙、抗生素或疫苗使用，五花八門的各種食品添加劑（作者稱之爲現代鍊金術），到全球貿易的折衝，加上現代食品業的精細分工，往往源頭一件小小的違規，即可能掀起漫天風暴。但是追根究柢，要能建立好的食品安全系統，就必須從風險評估、風險溝通與風險治理來落實。而這裡面最重要的一個原則，就是要讓公民也能參與食品安全的決策。當然，沒有一本書可以把複雜的食品安全問題都照顧到。本書觸及的食安事件主要以媒體上較受矚目者爲主，裡面大都與化學性汙染有關。其實台灣因食材受微生物汙染而導致的就醫案例，也因國人飲食習慣的日漸西化而有增加的趨勢。根據疾病管制署二〇一四年十二月的報告，二〇一四年因生食貝類水產品而感染急性病毒性A型肝炎的病例就較前一年顯著增加。

本書的出版對於正因食安問題而惶惶然的國人，提供了一個適時的反思材料，讓大家更深入思考我們國家未來該如何做，整個食品安全才能獲得保障。

本文作者爲台灣大學公共衛生學院院長

推薦序

提供思考、匯集共識與解決之道

林惠玲

台灣社會已經成爲發展國家，攸關國家發展的各項議題與政策，無論是政治、經濟、社會方面，都需要學者專家進行研究、分析，進而提出政策建議，以促發國家與社會的創新與進一步的發展。

對於攸關國家發展的各項議題與政策的研究和參與，一直都是台灣大學社會科學院的重要目標。近幾年來台灣社會發生許多重大的環境保護、食品安全事件，特別是國人最關心的食品製程、食品添加物、餿水油等，使得「美食王國」的名聲蒙羞，也促發人們質問政府、產業與社會到底是怎麼了，並進一步思考政府治理的能力，以及企業的社會責任問題。

「風險社會與政策研究中心」在周桂田教授的帶領下，該中心研究團隊積極且持續地關注「國家、社會可能發生風險」的各種議題的研究，包括針對社會安全、科技與環境治理領域等進行探討、剖析，期爲台灣社會提供思考、匯集共識與解決之道；除此之外，該中心並重視公眾溝通與知識對話，透過舉辦各種議題性沙龍和論壇，期望凝塑社會各界的相互學習及獲得共識。本書的出版是該中心努力的成果之一。

由本書詳盡的分析、討論，我們可以了解，台灣食品安全事件連年爆發，實在是因爲缺乏一個具整合性、預防性原則的治理規範與政策；而要建立這樣有系統的治理規範與政策，就必須深入了解長期以來台灣面臨的國際與國內管制結構問題。本書則從各個面向探究台灣食品風險治理的結構性問題，爲讀者與民眾提供相關的資訊。

本書爲台灣食品安全治理整體結構的一本重要著作，值得讀者細細思索，一齊與政府、企業與消費者共創三贏。此外，我們也同時期待社會各界持續關注與支持社會科學院風險社會與政策研究中心所舉辦的各項議題沙龍、論壇、工作坊和學術研討會等，共同促進台灣更進一步的發展，眞正成爲發展國家，人民幸福安樂。

本文作者爲台灣大學社會科學院院長

推薦序

以公民力量監督政治、科技和企業

謝豐舟

周桂田教授來信希望我爲他的新書《從土地到餐桌上的恐慌》寫序推薦，我欣然答應！

二〇一四年七月高雄氣爆事件之後，周教授在台大風險社會與政策研究中心召開了論壇，邀集各大學風險管理的專家學者針對氣爆事件進行多面向的論述，並提出建言。我是接到電子郵件的訊息之後，自己去參加了這個論壇。雖然我是臨床醫師，但行醫多年，深覺醫療人權必須植基於社會正義之上。我們把一個人的疾病醫治好了，但他出院之後沒有工作可做，沒有房子可住，那麼疾病治好似乎就沒什麼意義了。畢竟，如果一個人在社會上沒有辦法找到工作以維持生計，那麼，他在社會上彷彿不存在一樣。

最近美國醫師協會（American Medical Association）發表了兩份重要的文件：

Social and behavioral foundation for future physicians（未來醫師的社會和行爲基礎），以及 Scientific Foundation for future physicians（未來醫師的科學基礎），作爲往後醫師教育內容的主軸。顯然美國醫師協會將科學和社會及行爲的課程，同樣視爲下一代醫師必須具備的核心知識。

我一向主張，台灣大學必須對社會重大議題做出詳盡而中立的論述，以供社會大眾抉擇解決之道。因爲這些背景因素，促使我去參加周教授主辦的各種社會風險論壇，也盡一己微薄之力，將相關訊息廣爲傳播。

繼氣爆之後，黑心油事件再次撼動整個台灣，深刻而殘酷地突顯出貪婪無厭的奸商和失能貪腐的政府如何爲害無辜的社會大眾。周教授再次從社會風險管理的角度，出版了《從土地到餐桌上的恐慌》一書，對食安問題善盡大學爲社會重大議題做公正論過的責任。當然，我也樂於爲此書作推薦序，以爲推廣。

二〇一四年十一月二十九日的大選是台灣權貴與平民、集權與民主的分水嶺，所幸，台灣人民做了正確的抉擇，也突顯公民力量監督政治、科技和企業的必要性，眞正體現了周教授所強調的公民參與的力量，讓大家對台灣的未來可以抱持著希望。

周教授主持的台灣大學風險社會與政策研究中心，部分經費來自台大，部分則靠周教授募款才能支撐。目前大學經費日益拮据，募款更是不易，中心運作捉襟見肘。在此呼籲各界人士能對中心多加支持，讓中心繼續爲台灣肩負起守望社會風險的重任。

本文作者爲台大醫學院教授，《上醫醫國》一書作者

作者序

揚棄遲滯、隱匿風險的科學主義管制文化

一個社會光是科技化是不夠的，重要的是面對新興、跨界的科技混物（如環境荷爾蒙汙染、基因改造產品、化學添加物、混油與劣質油技術等），要不斷進行風險管制與治理的變革與創新，以及最重要的，要有傾聽、監督、透明與公民參與的機制。唯有後者，方能挽回已經崩壞的公眾對政府治理的信任。

亦即，我們不能只是把食品安全的治理當成技術問題（如檢測、毒物評估）或法令修正，必須把它放在台灣過去急速發展經濟而犧牲環境、健康且管制鬆散的脈絡下，思考如何在今日的管制面上，將重視廠商利益、重視經濟發展的機制轉換回重視消費者健康的典範。然而，無論是早期各種環境破壞造成的食品汙染（如戴奧辛牛奶、鴨蛋）、汞汙染魚、抗生素殘留食物，到近期的三聚氰胺、塑化劑與劣質油，都未見治理的變革：鬆綁管制、睁一隻眼閉一隻眼，長期下來終究導致治理失

靈。

國內食品的安全管制已經如此，何況全球化的政經壓力一到，更無設防。當狂牛症美牛從二〇〇五年、二〇〇八年一路叩關以來，到二〇一二年瘦肉精美牛入侵，遇上有安全爭議與科學不確定性而必須施展預防性原則來保障國人的健康時，政府幾乎是自動繳械。此種以犧牲國人健康來交換自由貿易（TIFA、FTA）的權宜作法，仍然是以經濟發展為優先考量。難道，美國施壓我們就要照單全收？為了取得泛太平洋合作夥伴協定（TPP）的門票，不久的將來，是否瘦肉精豬肉的解禁又會以台灣民眾的健康作為祭旗？

筆者藉這幾年的觀察與研究，盡可能地追溯在全球化下台灣這個瞬息萬變的社會的轉型與治理創新，目的在於透過研究為未來政府的食品風險治理提供座標，為當前食品風險意識抬頭的公眾提供資訊，也為企業尋求消費者所重視的方向與需求。台灣政府對食安風險的治理需要轉型，以利潤導向為優先的企業需要轉型，而公眾更需要覺醒，以行動要求變革與轉型。

過去食品安全衛生管理法的修法多半是為了因應國內食品問題的爆發；除了緊急的補救，修法也成為危機管理的一部分。從早期的多氯聯苯事件，到最近的塑化劑、食用油混油事件等等，在在都是這種危機管理和補救邏輯的運作結果。然而，這些修法並非不好，卻多半是亡羊補牢，而非舉一反三地「預防勝於治療」。尤其，近幾年的預防性原則的邏輯雖散見於政府有關源頭管理、業者自主管理、食品認證，甚至是緊急狀態下的宣言中，如行政院祭出的「食安八招」，但實際作爲仍是步履蹣跚，亦缺乏相關的施行細則與行動。由於沒有預防性原則，因此對於長期、慢性、攝食量小的非法食品添加物所帶來的健康影響，常處於低判的情況。畢竟，當受害者的舉證責任越重，其在科學上的要求就越嚴苛。

另一方面，食品安全治理的相關決策也尚未有一套完善的機制，以供公民團體有效參與、監督與提出質疑和意見。雖然在二〇一四年末最新修正的食品衛生安全管理法第二章中，對於召開食品風險評估諮議會的對象有更具體的解釋，要求召集「食品安全、營養學、醫學、毒理、風險管理、農業、法律、人文社會」領域的專家，但也還沒有專家委員會成員組成的確立機制，亦欠缺公民參與的機制。一旦公民團體所推薦的專家未能占有一定的參與比例，該委員會的透明性、參與性與獨立性將受到質疑。同時，公民團體、業者、消費者等利害關係人尚且無法進入討論中旁聽並集思廣益，則缺乏開放性。

對許多技術專家而言，公民參與也許是一件有點莫名其妙的事。在專家的眼中，不少常民和媒體所提出來的問題就像是他們在大一新生的課堂上會碰到的問題，而這些笨問題有些大一新生甚且都沒有勇氣詢問，以免自取其辱。但如果掛上「公民團體」、「市民」、甚至是「受害者」的標籤之後，或許這些「大一新生」提出這些問題時就可以理直氣壯些。

對於許多民眾而言，這種說法就是專家的傲慢；對專家而言，則認爲這是民粹所帶來的盲目。然而，民眾並不盲目，也非不理性。專家透過儀器和標準化的檢測方式來獲取資訊，而民眾卻是以日常生活中累積的知識（tacit knowledge）及日常的價值與倫理來判斷風險。前者是有限理性的，需要後者的倫理衡量來補充，更何況許多食品安全的科學證據之評估往往具有不確定性。民眾有權利表達疑慮、有理由質疑科學證據的模糊性，更有優先性以社會的價值、倫理來判斷思考對產品的接受性。這一次餿水油事件，食品藥物管理署長認定此劣油油質通過食用油檢測標準，因此宣稱其符合食品安全等級的綠燈，並找來食品專家大力背書，正是再荒謬不過的事。

也就是說，風險溝通不能簡化爲：只要把「正確」的科學證據傳送給大眾並教育民眾，就可以獲取支持。這種將科技與社會對話和學習的雙向風險溝通，簡化爲民眾是無知的「欠缺模式」，而只求進行科學教育、傳輸科學資料的單面向風險溝通，早已被民眾揚棄。新的風險決策必須重視民眾的風險感知、參與及對話，方能挽回消費者的信任。

在食品生產的管制上，今日的食品生產過程是一個需要產官學一起重新弄清楚的過程。就產業面而言，如統一企業開始減少其工業化生產過程中的原料種類，以降低來自上游供應商的風險，更別說義美企業早就將許多原料改為自行生產，透過不假手他人的方式以避免供應商的「奇襲」。但這麼做會帶來更高的生產成本，因此最好的方式乃是建立一套安全的供應商制度和可信賴的認證機制。

政府雖然不喜歡食安「未爆彈」這個說法，但是就三聚氰胺、塑化劑、順丁烯二酸、銅葉綠素橄欖油、食用油混油、餿水油、飼料油等問題來看，它們既非食品偶然被汙染的問題，也不是業者臨時起意，更不是一次、兩次的食品詐欺和危害消費者健康的問題。實際上，就是因為管制結構有漏洞可鑽，既有的人力和資源投入與配置並沒有達到能夠預防與及早糾舉這樣的食品問題，因此未爆彈的可能性一直存在著。

例如，強調自主管理卻沒有好的監督機制，無疑是迫使業者自己摸著道德良心做生意；那萬一他就是沒良心、要造假，政府的監督機制能發現嗎？從歷來的經驗中，我們大概可以說：很難。進一步思考，小企業、小餐館、小販又要怎麼對這些難以掌握的食品原料進行查驗？要叫他們如何負擔流程管理的責任？他們即使有心努力改善，是否有足夠的教育資源能協助他們判斷好壞？就像是一直出問題的GMP制度，如果這些認證都無法保證食品的品質和安全，莫怪乎許多業者會認為自己是受害者、被政府給騙了，更何況是消費者！

本書系統性地整理了近十多年來在台灣社會發生的各種食品安全爭議，我們可以看到技術官僚與科學專家在風險決策與溝通上，仍然停留於傳統狹隘的科學主義與專家政治的操作模式。此種模式以專業審查、科學評估作為風險決策的基礎原則，往往在實踐面上產生了決策封閉性、延遲或隱匿相關風險資訊，使得整個風險爭議與事件的處理陷入不透明的狀況，同時導致社會高度的焦慮恐慌，嚴重削弱公眾對於技術官僚或國家風險治理能耐的信任。

而這個現象長期以來已經造成了「制度毀壞信任」的嚴重問題。民眾不滿也不再相信管制者與專家對食安的保證。事實上，這樣的風險決策與溝通模式，在一次次的食品風暴中受到社會強烈的質疑與挑戰，顯見消費者期待脫離隱匿的、遲滯的風險管制文化，發展更具透明性的、多元參與監督的制度管道。

因此，要挽回消費者的信心與對政府治理的信任，必須重構具有公民參與和預防性管制機制的風險治理與溝通典範。
政府官員、業者、甚至消費者本身，都需要換個腦袋！

CONTENTS

CONTENTS

前言　迷失在賣場之中

對於生活在西方世界的人而言，最早的食品安全恐慌也許始自夏娃摘下樂園禁果的那一刻。有關食物（food）的研究在各種學科裡逐漸形成重要的次領域，反映的其實是全球民眾對於食品的各種顧慮和關切日趨強烈。食物雖然是我們日常生活中再平凡不過的事物，卻也是不可或缺的；所謂「食衣住行育樂」，食即占了第一位。事實上，在人類的各種文化儀式和社會生活中，很難不見到食物的蹤影。要了解一個社會，也很難不在意食物於整個社會發展中所扮演的角色。

從過去強調食品供應的安全（food security）到今日的食品衛生之安全（food safety），這樣的轉變與人類社會的發展進程有相當密切的關係。近幾年來，台灣社會的食品問題頻傳。每當食品問題爆發時，會出現一種極爲特殊的景象：處處皆是白底黑字的檢驗證明書，護貝張貼起來所占的視覺範圍幾乎與商品區差不多大，有時檢驗項目多了，範圍還大於眞正要販賣的商品；又或者，有時候不是單一產品出問題，而是某「類」產品整個有問題，在等待檢驗證明出爐之前，貨架上甚至會出現空空如也的奇景。前者的景象歷經三聚氰胺、塑化劑到二〇一三年的化製澱粉事件，已經變成賣場或超市中常見的一隅；後者的景象則發生於二〇一三年的混油事件，既不知油混了多少、混了什麼，以及是否有害於人體，一時間食用油架上剩沒幾個品牌，情況還嚴重到主計處無法藉食用油來計算物價。[1]

然而，貼滿檢驗證明民眾就能吃的安心嗎？消費大眾有能力在各種檢驗證明裡摸出什麼能吃、什麼不能吃的頭緒嗎？檢驗證明的品項往往是單一物質，那其他的食品添加物或原料有沒有問題呢？基因改造的原料加工生產後的產品對人體是否有害？有沒有什麼陷阱呢？

食品化學就像當代的鍊金術一般，爲我們創造了無數便宜又美麗、香氣十足又叫人食指大動的佳餚，同時也將食品的種類不斷推陳出新，更化腐朽爲神奇，改造過去賣相不佳的天然食品。比方說，藉由乳化劑固定乳製品（如冰淇淋）的形狀，透過起雲劑讓原來容易沉澱的果汁變得濃稠，香精則讓過去需要大量原料才能產生的香氣和味道不再成本高昂，以及使用防腐、黏稠、變性等各種食品添加的方式；當代的食品化學在一九五〇年代以後就對台灣人的味覺產生衝擊，連帶影響了食品販售的方式。一九五〇年代的時候，有誰能夠想像得到在超商就可以買到熱騰騰的便當？

✔便利但令人疑惑的現代食品

今日的情況跟五〇年代不同，與七〇、八〇、九〇年代也不同，甚至再過個五年，食品販售的便利性可能還會再提升，許多現在必須上館子才能吃得到的食物，或許日後都會變成自動販賣機的產品。而且我們也不用再帶著現金，只要拿悠遊卡、高捷卡、信用卡等一「嗶」，食物就會落到我們手中，不必交談、不用殺價，商品隔著櫥窗與我們相見，一切清楚透明。過程方便又簡單，但是我們可能越來越不了解眼前食物的成分、營養和問題。

有些人或許有陪媽媽逛傳統市場的經驗，不只是那種逢年過節的大採買，更多是日常三餐的食材選購。傳統市場裡的攤子琳琅滿目，菜色更是五花八門，媽媽熟門熟路地在巷弄間穿梭，知道買魚該要找哪一攤、買小白菜該找哪一家的婆婆、買肉該找哪一位阿姨；進傳統市場除了購入生活所需，也可以跟街坊鄰居聊聊天、連絡感情，商品交易還帶著某種情感交易。即使有一天我們自己一個人上市場，那些與我們一起長大、一起變老的菜攤、肉販和水果店的長輩們或者他們的下一代，經常也會幫我們挑好所需的東西。日常採買的過程其實也是在維繫社群之間寶貴的友誼。

但這種經驗隨著都市化、工作壓力沉重、衛生安全的考量而日漸沒落。現在多數人少有機會逛傳統市場，尤其在衛生和安全的疑慮下，我們往往會選擇大賣場和超市。更常見的情況是，在講求效率的壓力下，很多人的三餐就在便利商店裡解決。便利商店裡的食品不僅看起來整齊（漂不漂亮則是見仁見智）、乾淨，所販售的餐盒有時甚至比傳統便當還便宜。

現今的食品生產變成一件極爲複雜的事。超商或賣場所販售的食品乃是經過大宗原料處理、添加物加工，以及各種免洗容器盛裝；傳統的小吃店、麵店或者餐館等等，往往也得向食品材料行和原料商進貨，這中間的食品加工、食品化學流程，甚少爲人所知。過去人們常會說「牌子老，信用好」；但現在的情況是，即便是備受信賴的品牌，每當重大的食品安全事件爆發時，往往也會「榜上有名」。甚且，有些老字號的大公司主張說自己才是食品安全的「受害者」，讓我們不禁要問：食品安全到底是哪裡出了問題？

✔食品博覽會

要探究食品安全究竟出了什麼錯，我們必須先了解當代的食品是怎麼被生產、製造、加工、運輸和販售的。這一長串的現代食品加工鏈，讓食品的生產過程變成錯綜複雜的系統。而身在這個系統末端的消費者，不僅在資訊取得上不對等，在選擇上也常常是不對等的：明明貨架上的商品那麼多，每逢食安風暴襲捲而來，可能一樣樣都被下架、退貨。身處這個系統化的食品市場，消費者唯一能夠信賴的就是這套運作機制。然而，正因爲信賴這整個銷售、監督、輸送的系統，消費者也將食品相關的知識拱手讓給了這套系統。

對台灣人來說，面對充滿各種食物商品的市場，並不是一個歷史悠久的經驗。人類雖然是雜食的生物，但是傳統社會受限於經濟因素，食品的選擇不如今日那麼多。在食品加工業和全球貿易尚未開展的年代，大多數人吃的東西並不會與他們的母親和祖母在廚房裡料理的材料相去太多，而且選擇、購買、處理以及製作食物的技術也往往是代代相傳。現在的我們卻必須面對化學加工、化學製造的食物，如化製調味料和醃製品，還有生物科技的食品，如基因改造大豆、玉米，以及吃這些改造作物的肉牛、肉鴨等等，甚至還有來自遙遠地區的食品，如義大利的火腿、挪威的鮭魚。現在的家庭煮婦煮夫們在逛超市時，就像是在參加一場盛大的博覽會；而當我們談到超市裡的食品時，我們確實也期盼它們就像博覽會一樣，藉由各種標示和指引文字使人們更加了解展品的歷史、由來及使用方式。但另一方面，在一個全面工業化的社會中細究這個問題，會發現超市、大賣場貨架上看似數不盡的食物，有可能只是少數幾種原料與配方的排列組合。我們對食物擁有看似過量的選擇，其實是一種無可奈何的選擇。2

當代的消費者比起前幾個世代的人們，更需要知道如何挑選健康、營養、安全的食品，也更需要學習如何料理和購買食品。台灣充滿各種吃的文化，但對於這些被組合而成的食品選擇，我們對它們的內涵並不了解。食品的來源、製作方式和標示並不如我們所預期的那樣經過詳細考證，而這正是塑化劑這種不應該被加入食物中的添加劑能夠被使用於各種加工食品和藥品二十餘年的原因。此外，圍繞著食品安全議題的行動者有政府、學界、企業和公民社會，他們個別對於整體制度、知識、應用與價值也都發揮著影響力。

對於食品安全這件事，政府無疑是處理爭議和制度設計中，最爲核心的協調者與仲裁者，政府對政策規畫及政策宣導的能耐，與學界研究的議程設定、企業的作業標準及公民的感知，有極大的關係。學界、企業和公民社會針對知識、價值與實際的食品安全管理等議題，在政府所主導的各類會議與知識探討中，彼此競替與合作。食品安全標準是否足夠、如何修訂與執行，以及其形塑而出的政治過程之風險，乃是由政府所主導。

本書並不是健康飲食手冊或產品導覽，而是要帶大家理解當代食品問題的根本是什麼，以及我們如何在日常的食品採購過程中，改變這樣的根本問題，進而在問題尚未爆開前就將其拆解，避免引發更嚴重的風暴。對於食品政策的制定者而言，本書不是一本危機處理、緊急應變指南，而是一本關於風險治理的書，包括從食品風險到政治風險的管控、態度和方案。也盼望能藉此書撥亂反正，開啓我們對當代社會更多的認識。

✔故事線的簡介

由於篇幅有限，勢難處理食品安全各個面向的問題，因此本書只能糾舉幾個案例。

首先，我們要釐清當前有哪些重大且立即的食安議題。這些問題可能已經在台灣掀起巨大風暴，或者在國外引發重大爭議。我們將先處理在全球市場中流通的食品，檢視全球貿易的制度上有哪些根本預設，而這些預設又如何影響到我們的食品安全。因此我們會論及國際關係中的衛生建制、貿易條約及科學爭議。讀者將會看見全球食品安全的標準訂定機構、裁決機關及治理機關，如何在實際的食品安全爭議上針鋒相對、在貿易利益上交手與妥協。最後則會回到台灣在開放貿易中所面臨的食品問題。

其次，藉由將全球貿易市場中的食品議題引入東亞社會、乃至於台灣的脈絡下，我們將進一步討論台灣的食品風險治理，包含管制科學與管制文化。食品安全的議題隨著科技的發展、市場的偏好，以及其他相關因素而不斷改變。一方面，過去無法察覺的食安問題可能因為科學儀器的發展、技術的改良或是原料供應的不同，突然浮出檯面；另一方面，有些重大的食品安全危害始終沒有改進，甚至持續影響台灣的食安風險。這裡將探討的是重金屬、環境汙染與其他間接影響食品原料安全的根源。我們也會發現，食品安全的議題不只是隸屬於食品藥物管理署、衛生署、農委會等看起來直接相關的部會，事實上，食品安全的治理，從產地到餐桌，必須要仰賴各部會的同心協力。

回顧了這些食品世界的案例，理解跨部會合作的食品治理的重要性，我們將要深入單一個案：塑化劑的食品風險治理。塑化劑的議題乍看之下是惡意添加的食品問題。它的科學爭議非常低，畢竟塑化劑本來就是不應該被使用在食物中的添加物。然而，透過產業的分析、政策的探討及台灣人消費習慣的研究，我們會看到塑化劑對於健康的風險，除了在於使用容器的問題，還有複方添加物的問題，更重要的是，它與我們的產業發展和生活消費習慣密切相關。在強大的產業面前，許多重視健康的立法或政策難以推動，進而不斷累積風險，最終成爲一場嚴重的食品危機。弱勢的消費個體，就算求償也難以取得合理的保障；面對市場中的眾多選擇，我們有的其實只是虛假的選擇。

最後，本書試著針對近年來的食安議題提出論述，尋找扭轉這種已經出現漏洞的食品安全治理結構的可能性。在這些食安議題的背後，我們可以看見公民主動發聲、爭取自我的權益，甚至提出相對的科學證據與主管機關對話。換言之，公民開始爲自己在食品安全治理結構中的位置感到不平，進而有所覺醒。而這種公民覺醒與價值判斷，與當代國際間重要的預防性原則如何接軌，將會是民主代議制度一個重要的轉折。就個人而言，這種公民覺醒也將個別消費者從市場的虛假選擇中解放出來，要求透明的政府決策與更多的公民參與。

✔食品爭議：從恐懼到積極參與

我們生活在跨界的食品風險中，對外面臨了全球貿易建制下的個體弱勢，對內則必須面對被汙染的土地和以產業發展為重的環境問題。終端消費者也勢必要面對日新月益的化工科技、高度複雜化的食品工業體系的問題。最終，你我都會碰到自有「交易」以來（無論是以物易物的上古時代或是線上購物的現代）就有的食品詐欺問題：從廣告不實到合法的以假亂眞。

本書的基礎是從二〇〇四年到二〇一四年間的食安事件。事實上，台灣的食安問題當然不只於此，而且在本書寫作的過程中仍然不斷發生新的事件。食安問題永遠都有可能會出現，因爲業者基於經濟考量，往往會選擇較便宜但可能較不安全的原料來進行食品生產。然而，許多的食品問題往往是由於政府的決策錯誤、法令不明確和監測系統不足，導致漏洞百出，因此本書基本上是以國家作爲核心的觀察對象，探討如何治理與制定相關政策；也就是說，透過國家在這些事件中所扮演的角色，檢視當代台灣的食品治理如何有更好的出路。

第二章著眼於全球化貿易世界的食品安全。除了介紹國際社會的行動者，也會帶入實際案例。而國際社會處理各項食品議題的原則和機制，也影響著台灣的食品安全，有時甚至導致我們無法拒絕的風險。例如，美國牛肉貿易的各種爭端，乃至於台灣政府在談判時的作爲與不作爲。

第三章將重新思考宛如台灣這塊土地的地縛靈、一直陰魂不散的幾個食品問題，分別是：長期在我們的環境中流布、偶爾會上了我們餐桌的農藥殘留問題、衝擊食安的重金屬和戴奧辛議題。我們將進一步檢視台灣政府的食品安全治理機制如何從無到有，然後又因爲「種種原因」而出現漏網之魚。台灣的食品問題常常不是那麼「科學」，反而相當「人文」。當然，食安的問題不能只靠食品衛生管理單位來處理，它是一個攸關產業、環境保護和政府信任的問題。

第四章將提出近年來最嚴重的幾個食品問題，同時也是現代食品鍊金術的發展成就：基因改造、三聚氰胺和塑化劑。藉由這些議題，我們可以觀察台灣的產官學與社會各界之間的互動，同時也可以看見許多的食品問題其實不是那麼「有問題」，關鍵在於政府有沒有、願不願意平衡各方意見和要求，開誠布公以化解各種食品風險的疑慮。台灣政府長期以來採取兵來將擋、水來土淹的管制方式，在因爲自由貿易而管制鬆綁以及本來就不充足的管制人力下，形成處處都是漏洞的食品安全機制。而政府推動食品業者的自主管理雖然立意良善，並且也是從源頭進行食品風險控管的方式，但這樣的方式忽略了社會面的基本盤：中小型的食品企業是否有能力與財力進行這樣的風險管理？民眾的擔憂是否會因為這種政府一問三不知的情況而加劇？

第五章談到現代食品鍊金術的極致瘦肉精的問題：美國農業工業所愛好的養殖策略，對於台灣肉農和消費者卻是莫大的恐慌。就算採「一國兩制」，美國用、台灣不用，也很難杜絕瘦肉精流入台灣的畜牧業，尤其是在加速養殖肉類產品的引誘下，已有一些台灣養豬戶違反禁令使用瘦肉精且被檢驗出來。對於消費者而言，雖然合法的兩種瘦肉精在科學上的危害還不具體，或是相較於其他的受體素毒性較弱也較好代謝，但問題在於：瘦肉精即使不危害食用者，也沒有因此有利於食用者。瘦肉精既不受國內畜牧業的喜愛，也不受國內消費者的歡迎，可是它在美國牛肉進口方面已經過關，在豬肉方面也「磨刀霍霍向台灣」了。什麼時候瘦肉精豬肉要闖關，新的食安風暴也會跟著降臨。

食安問題接二連三，我們不能只求清理戰場式的政策，必須重新擬定戰略思維，而這種重新掌握食品安全和食品風險的思維，需要整個社會的思辨。在此我們把眼界從整個台灣社會拉近到食品相關的範圍，一方面整體社會對於政府的不信任促使近幾年來的新興公民運動有別於過去，更能夠提出自身的主張和科學論據；另一方面，我們也看見這些食品未爆彈（過去就已經存在，最近才一個個被引爆，但究竟還有多少未爆則是個謎），從三聚氰胺、塑化劑、香精、順丁烯二酸到混油事件，無論是因爲科技的不足還是惡意的製造方式，都讓民眾、企業和政府之間的互信受到損傷。

現在正是三方坐下來談的時候，也必須有第四方（媒體）深入了解食品治理、食品科學和民眾的擔憂。別讓台灣社會繼續深陷在自由市場的虛假選擇中，而應該走向透明的政府決策和公民與企業的參與。關鍵字就在於「透明」。不要讓民眾站在貨架前看著一堆檢驗報告卻搞不清楚究竟能夠買什麼，同時也別讓企業無所適從，或者讓基層檢驗人員的工作越來越包山包海，沒有系統可言。

近年來的食品安全問題其實是一個喚醒公民覺醒的契機。這兩年台灣雖然有許多的政策爭議和社會運動，但是基本的關懷仍然圍繞在食衣住行等日常生活，而「食」又是人類生活基礎中的基礎。因此，從關心我們餐桌上的飲食健康和安全，到探討政策和措施是否合理，乃至於政府施政的透明度能否讓消費大眾接受和滿意，這些其實是台灣民眾爲更好的生活而驅策政府與企業改變的一種最簡單的參與方式。尤其，在這個食品問題五花八門的時代裡，怎麼從市場的虛假選擇走向透明的政府決策與公民參與，端視每一個個人的關心程度和作爲。現在就讓我們繼續往下探究食品問題的根源！

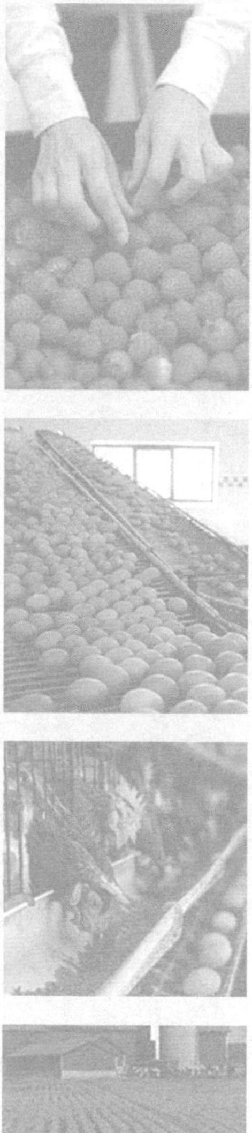

第一章

全球與在地共織

全球化市場帶來新興的機會與挑戰。政府不可避免地既是新興科技的引進者和倡導者，同時也是把關者。然而，台灣政府在這幾個身分之間的平衡，卻一直受人詬病。

二〇一三年是台灣食品安全多事之年，年末的混油、假油事件更是一度重創民眾對於食品廠商和政府的信任。整體的食安維護，絕不是平常的市場商品抽驗就能夠做到的。食品風險的管理包含一整個流程，除了從產地經加工然後運送到市場，在近代的食品化學澎湃發展下，還多了中間的化學原料廠。而食品生產過程中的每一段原物料加工製造都需要經過運輸、冷藏或密封，不同的食品要經過各式加工廠、精煉廠、製造廠等等，甚至在全球化貿易的年代，食品的每一段加工或許都是在不同國家生產與製造的，再加上許多廠商委外代工……今日的食品加工生產鏈已經遠超乎消費者的想像，往往也不是當地政府能夠輕易掌握的。

橄欖油混油、假油事件正是這樣的例子。乍看之下，混油事件是國內生產食用油的廠商惡意使用調合油卻未標示清楚，企圖以低價品賣高價。甚且，在這個過程中，廠商使用了不能添加於食用油的銅葉綠素來調整油的顏色。另一個問題則是，混油時所使用的較廉價的棉籽油可能殘留對健康有危害的棉酚。然而，沒有被提到的問題其實還有很多。

例如，從西班牙或義大利進口的橄欖油，就眞的是純正、高品質的橄欖油嗎？事實上，橄欖油和紅酒是世界上前幾名經常被造假的食品。就算並非造假，仍然存在著選擇的「陷阱」，好比說橄欖粕油（Pomace）。橄欖粕油標榜說比起一般橄欖油更適合用於高溫油炸，但它其實是橄欖油渣再提煉的結果，沒有橄欖油的缺點，卻也沒有橄欖油的優點，而且還可能殘留一定量的碳氫化合物（在食用標準內）。許多消費者之所以選擇價格較高的橄欖油，往往是出於健康的需求，甚至有不少購買族群是癌症患者。他們當然也嚮往物美價廉，但絕不能說他們是貪小便宜，因爲他們追求的眞正目標是健康。而健康，正是這一波假油事件中最大的爭議。此外，在假油的問題裡，台灣消費者要面對的不僅是本地食品的爭議，也要面對其他文化的食品風險。

這種錯綜複雜的國際食品進出口問題，引發了更深一層的思考：政府能不能有效地建立起食品安全的國界線，已經變成一門重要的課題，包括面對國外有可能已受汙染的食品之抵禦能力，以及能不能在貿易競爭的壓力下不放鬆管制。政府對於汙染物的流向掌握以及管理制度的嚴格與否，甚至是在全球化時代中建立食品防禦國界的能耐，都彰顯出政府對食品安全的治理與主權的能力。[1]台灣的食品問題與政府對工業的管理和環境保護有一定程度的關聯，並且隨著不同時代精神下的發展而形成獨特的脈絡。

重視市場勝於風險防範

長期放鬆管制、重視市場遠過於防範風險的政策特質，
讓業者有相當的惡意添加空間。
是否我們的行政與管制措施創造出一個漏洞百出的食品產業結構？

食品衛生與環境保護、健康、疫病、醫藥、乃至於化學等面向都有相當大的關聯。而經濟面向的產業發展與工業製程、交通運輸等，在廣義上也都與食品衛生有關。一九四七年省政府設立衛生處、一九四九年內政部衛生署改設衛生司以維護台灣民眾健康時，掌管的範圍就包含了飲用水衛生、汙水處理、垃圾及水質處理、一般環境衛生、空氣汙染、放射線衛生及噪音防治等等。因此，要維護食品安全絕不是單單仰賴今日的衛福部下轄的食品藥物管理署就能夠解決的。當前的食安問題必須依靠食藥局、環保署、農委會、工業局、經濟部等單位的通力合作，才有辦法盡快地從食品「安全」的爭議轉到對食品「安心」的層次。

而這些機關協力合作的根源，來自政府的組織原則與法規的建立。若是沒有組織的行動，或者缺乏相關的立法，不僅民眾對於這些環境與食品的問題束手無策，就連政府單位也將陷入無法可循的困境。然而，台灣有關環境與食品的立法大多始

於一九七〇年代，甚至是到了一九八〇年代環保署成立後才進行管制。

例如，食品衛生管理法雖然在一九七五年公布實施，但面對一九七九年的多氯聯苯事件，許多食品衛生安全的漏洞一一曝露，進而才有後續的修法。這件事也展現出早期台灣的消費者在面對食品汙染問題上的弱勢。當年，台灣中部地區的皮膚病症與食用油問題剛被聯想在一塊兒時，[2]台灣省衛生處一開始的說法是：「食物沒有問題！」[3]直到日本北九州大學教授訪台取得樣本並進行檢驗後，才發現是多氯聯苯中毒。[4]於是政府召開了「食品業者製造、調配、加工、販賣、貯存、食品場所及設施衛生標準」草案會議。[5]而在此之前，許多食品業者已經偷偷回收自家的產品，如泡麵。[6]在一陣恐慌下，到了一九八〇年四月，經濟部長才指示工業局與國貿局「無論任何工業都不准使用多氯聯苯」。[7]

台灣早年的食品治理與其說著重安全，更重視的其實是產業。就食品治理本身來看，雖然有食品衛生管理法，但食品衛生管理法作爲授權法，授權給中央主管機關訂定各種食品衛生相關的法令與執行細則，結果往往因爲人力不足而難以推行。而且工廠的設廠標準是由經濟部工業局管理，衛生署僅爲會同單位之一，在問題處理上，也明顯有經濟部凌駕衛生署的情況。[8]就環境問題來看，對於環境汙染所造成的食品問題，政府的處理模式總是臨危才動作，好比綠牡蠣或者鎘米的危機，而且政府經常使用所謂的「補償金」的方式來應對，然則對環境的傷害已經造成。直到一九八八年後，環保署自衛生署中獨立出來，使用補償金來賠償環境外部成本的方式才被明令禁止。

✔食品資訊與風險的不透明

最近幾年因爲三聚氰胺、塑化劑和香精等物質添加於食品中的爭議，使得民眾紛紛注意到食品添加物的問題。但食品添加物的問題其實不是近幾年才有。台灣的食品化學工業大約自一九五〇至六〇年代開始起飛後，發展可說是一日千里，到了一九八〇年代，衛生署食品衛生處處長都不得不承認：「自從食品衛生管理法公布並要求食品添加物要查驗以來，請求查驗的廠商不到三十家，但市面上的香味不下數千種。」[9]

面對這麼多的食品添加物，在立法院的討論和報告中，卻認爲添加物僅須標示名稱而不須列出內容物與含量，[10]食品衛生處更表示化合物的化驗相當困難。[11]另一方面，過去台灣也時常有「魚目混珠」的情事，飼料或化工原料在過海關時以非食品名義申請，進到台灣後再偷偷轉爲食品使用。[12]

台灣政府一直主張要讓台灣市場與國際市場接軌，但如果要跟國際接軌，勢必得放寬食品複方添加物的登記工作，那麼問題會在於：我們有能力訓練出相關的專業食品技師，並且確保其工作倫理不會受到企業的影響嗎？我們能有效管理比國外多出許多的本地食品化工廠嗎？台灣之所以有這麼多的食品化工廠，結構上的原因就在於管理並不嚴格，從原料的輸入開始就沒有對食品和工業用原料進行分流，直到二〇一三年的毒澱粉事件之後，政府才要求進口食品添加物時必須加註「食品用」。其次，則是我們對食品添加物工廠並沒有獨立的管理原則，事實上，直到二〇一二年以前，食品添加物工廠在經濟部工業局的登記管理上，還是依化學工業工廠的模式進行管理，是塑化劑風波才迫使工業局在食品廠的項目中增列食品添加物工廠的類別。在過去長期的情況下，一般化工行就可以從事食品添加，無須食品專業技師駐廠便能調配食品添加物，安全與否全靠業者良心。

反過來說，如果不接軌國際，強硬地實施食品複方添加物登錄制度，那麼食藥署真的就能有效管理嗎？資訊能夠透明嗎？

政府這種不願意清楚公布資訊也不願意設立嚴格標準的態度，導致食品問題一再發生，進而越來越難以掌握其風險。即便是不確定性低的問題，也將因爲隱藏資訊、拒絕溝通、低管制，導致大眾對風險的感知升高。甚且，食品問題在九〇年代後也受到全球貿易的影響。例如，汞魚的爭議與全球的汙染擴散有關，並導致國內漁業界爆發第一次串聯抗爭行動，訴求之一是衛生署必須與農委會、學者與漁業界磋商，[13]但自一九九二年以後，衛生署未曾再公布大規模魚體含汞量的檢驗結果。[14]

隱匿訊息成爲食品安全治理的典型，二〇〇〇年後，面對高科學不確定性的食品問題時，這種作法顯得更加有礙風險治理與溝通。以美國牛肉進口的議題爲例，台美談判導致美牛先肉後骨、乃至內臟逐步開放，在狂牛症的致病風險尚難估算的情況下，再加上二〇一二年的瘦肉精事件，科學不確定性的問題急速攀升，但每一次的美牛進口談判都是密室進行，並且強行決策，造成民眾對於政府和產業的不信任。自二〇〇五年開始，美牛事件除了展現出全球市場開放下的貿易強權步步進逼，亦揭露出食品安全的不確定性不僅與衛生、農糧和環保單位有關，也與國家安全、經濟發展、外交地位有關，國際的食品標準更是受到政治與外交的影響。[15]然而，我國一直以來都只是有限度地進行國內的溝通。

這種長期放鬆管制、重視市場遠過於防範風險的政策特質，讓業者有相當的惡意添加空間。當我們在報章媒體中看到各種對惡質廠商的批判時，除了透過司法進行調查審判，我們也應該回頭檢視整個食品產業鏈，思考是否我們的行政與管制措施創造出一個漏洞百出的食品產業結構，導致食安問題層出不窮？

爬到餐桌上的環境汙染

大多數的食品原料是來自我們的環境，
環境中所帶有的物質將影響最終的原料產出，
而這些原料往往就變成了我們餐桌上的主要食品……

✔工業成本轉為食安成本

二〇一三年非常火紅的紀錄片《看見台灣》，讓台灣民眾看見大量的工業廢水排放並流進河川，農民們也憂慮農作物是否會受到這些汙水的影響。這些汙水中含有什麼物質？若含有重金屬，會不會重演過去的鎘米事件？以往台灣有許多不肖廠商日以繼夜地排放大量工業廢水；另一群產業，如電鍍、電弧爐煉鋼業，將各種廢棄物傾倒在土地上，造成土壤及地下水受到汙染。這些作爲導致食品原料跟著遭殃，鎘米、鉀魚和戴奥辛鴨蛋就是最好的例證。而今日環境汙染影響食品原料生產的情況雖然已不如過去常見，卻仍然存在。

關於食品安全，很重要的一個面向是環境的安全。大多數的食品原料是來自我們的環境，不管是農田、魚塭、海洋或山林，環境中所帶有的物質將影響最終的原料產出，而這些原料往往就變成了我們餐桌上的主要食品，包含稻米、蔬菜、海鮮等等。早年台灣爲了發展工業，在農地中創造工業產値，於是將工廠設置於田間，這些工廠經常將其汙水排進農地，影響了灌溉河川的水質純淨度，尤其是在地下水及河川相關的汙染防制法未制定前，情況更是嚴重。這樣的工業汙染是以經濟爲重的思維所產生的結果，而其傷害可能持續至今。

✔醬油河、肥皀水、鎘米和綠牡蠣

翻閱過去的紀錄，我們可以看見早期台灣的食品安全與環境汙染有著深切的關係。早在食品衛生管理法改革及環保署從衛生單位中獨立出來之前，就已經有「醬油河」、「肥皀水」或「濁水米」的問題。一九七六年，中原大學化學系甚至發現部分地區的稻米重金屬含量過高，卻因爲問題過於敏感而無法公布資料；一九八一年，高雄農業改良場對後勁溪的研究也顯示，工業廢水會造成稻米所含的重金屬量上升。[16]而導致台灣首起鎘米事件的高銀化工於一九七三年開工時，尙無廢水處理標準檢驗；[17]同樣造成鎘米爭議的基力化工則是除了首次檢驗外，連續四年檢驗未合格。[18]在農村設置工廠卻沒有相關的土地及汙水處理法規，工業汙染導致環境權的損傷，進而影響食品原料和民眾健康。

同樣屬工業汙染水源的例子，還有一九八六年和二〇〇一年，在台灣西部沿海的高雄、台南，以及後來的新竹地區，出現的所謂「綠牡蠣」。由於當時對工業汙染的管制較寬鬆，而且政府單位在面臨問題時往往都是拍胸脯保證安全而非進一步調查，因此該事件落幕了卻沒有看到眞相。甚至在九〇年代初期，不少養殖牡蠣的業者爲了生計不斷向公布研究結果的學者或單位表達抗議，而政府官員則是經常上演現場試吃以證明產品沒問題。例如，清大對新竹科學園區綠牡蠣現象的研究吻合了對香山地區汙染狀況的調查，結果卻是導致一場官員「生吞綠牡蠣」的鬧劇，事件最終是以政府全面收購告結，而非進一步釐清究竟汙染源爲何，也沒有提出解決辦法。

什麼是「綠牡蠣」？

綠牡蠣產生的原因來自環境中的重金屬汙染。一九六〇年代在台南二仁溪北岸的灣裡發生台灣第一起綠牡蠣事件，其成因與當時進口大量國外的機械、電子、通訊、汽車、廢電纜等廢棄物，也就是一般人所謂的廢五金有關。處理廢五金的業者爲求利益，以焚燒、酸洗、電鍍等方式處理五金類，而其廢液未經處理直接傾倒溪中，由於廢液中充滿重金屬，經由溪流流入海裡，養殖在海口處的牡蠣大量吸收重金屬的銅離子，經生物累積作用，顏色慢慢轉變成綠色。而銅離子過剩會造成人體的肝硬化、消化系統傷害、運動障礙和知覺神經受損等等。

✔潛藏的風險：農藥

農藥的發明原本是對農業的一項重大貢獻，後來卻逐漸變成人類的一種焦慮。我們日常生活中必備的蔬果，常常出現農藥殘留超標的問題。根據農委會的統計，台灣每公頃可耕地的農藥使用量高達十一·五公斤，[19]若依照二〇〇五年美國耶魯大學環境法律與政策中心、哥倫比亞大學國際地球科學資訊網絡中心、世界經濟論壇和歐盟聯合研究中心所進行的「環境表現測量計畫」（Environmental Performance Measurement Project），將各國農藥有效成分量和可耕地的比例做比較，台灣仍然是全球平均值的四倍左右，為全球第三高。台灣農藥的銷售規模雖不及全球農藥銷售量的百分之一，但是耕地狹小又大量使用，導致我們的農業幾乎全是化學農業的天下，有機農業僅占百分之〇·三一左右。[20]

台灣社會似乎對於這種大量使用農藥的情況習以為常了，電視、報紙和網路論壇中充滿各種應對辦法，諸如如何洗淨農藥、如何選擇較少使用農藥或農藥殘留可能性較低的產品，以及購買有機蔬果的管道。甚至官方也承認，某些農產品可能有高達百分之二十五的農藥不合格殘留比率。[21]明明農藥對於人體、環境的慢性毒害已經廣為人知，也有各種蔬果認證標章與檢驗規則，但農藥的問題從未消停，已經變成台灣農產品的「常態」。

尤其，農藥與其他環境汙染物乃是人類生活中主要的環境荷爾蒙（environmental hormones）來源，例如，已經於二〇〇七年被列為第一類毒性化學物質的壬基酚（Nonylphenol, NP），過去不僅是清潔劑的主要成分，也是殺蟲劑的乳化劑，用途廣泛。[22]更不用說惡名昭彰的有機氯劑農藥家族：靈丹（Lindane）、阿特靈（Aldrin）、地特靈（Dieldrin）、飛布達（Heptachlor），以及最為人恐懼的滴滴涕（DDT）。這些有機氯劑農藥揮發性低、不易分解、半衰期長，即使轉換為代謝物及衍生物，毒性仍然穩定，雖然已經禁用超過三十年，仍因生物濃縮的關係可以在環境中被測得。[23]

當代農藥問題還有一個很重要的面向：國外的農藥使用。除了本地的農藥管制，常被質疑的就是國外的農產品，如茶葉，其農藥的施作方式、時間和殘留檢驗，都不受我國的標準限制。即使台灣的農藥施藥方式合乎標準，但在全球化貿易之下，那些我們無法或不願意在本地栽種的作物，可能因為國外對生產過程的低管制，導致最終出現在我們餐桌上的食物或手上的飲料的安全性被打上問號。而原本已經確定安全的食物，其科學的確定性可能因為全球貿易流通又變得不是那麼確定了。在台灣本地發展已久、但沒有完全落實的農產品生產履歷，也因為全球貿易的複雜性而更加脆弱。之前台灣曾出現所謂的「莫須有」農場，或者「農場」只是一個商標，實際上是由食品工廠在生產和製造所謂的新鮮食品。本地甚且如此，我們又如何確保國外廠商的食品生產履歷的可信度？就像面對橄欖油的問題一樣，消費者該如何面對這種政府也搞不清楚的食品詐欺？

現代鍊金術

許多老店家使用從農地中生產出來的真實原料製成各式傳統美食，往往被視為是消失的「傳統好味道」、「遵循古法」，似乎暗示著使用真材實料已經成為一種消逝的美德。

除了重金屬汙染和農藥殘留，另一個最直接影響食品安全的生產環節，就是食品加工的各項製程及原料。目前最常見的食品加工製造與製程的問題，就是食品詐欺。《美味詐欺：黑心食品三百年》（*Swindled: The Dark History of Food Fraud, from Poisoned Candy to Counterfeit Coffee*）一書的熱賣並非沒有道理，實際上台灣的食品詐欺問題已經有相當長的歷史。從早年的假奶粉、假酒，到今日的假鴨血、人工製成的麻辣鍋湯頭，以及各式各樣人工製造的食物，好比說沒有米的米粉。近年來的造假風波鬧得最沸沸揚揚的，包括在起雲劑中惡意添加塑化劑、使用化製澱粉製造米粉，還有各種食用油混油的問題。這些事件不僅對國人的健康造成嚴重影響，同時也讓消費大眾對於台灣製造的各種食品產生疑慮。尤其這些食品的造假往往並非短時間的現象，有的甚至長達二、三十年，實在讓人質疑政府的食品治理能力。因此，現階段的問題已經不只是食品安全，而是食品能否讓人安心與信任。

食品添加物的製造與食品工業和化學工業的發展密切相關。上游的化工廠生產出大宗原料，經過中游的加工製造和調合之後，轉售給不同的產業。當前的食品工業化讓食品製造的流程接近於三C產業：一個大品牌透過實驗或者是觀察市場上熱門產品，進而設計出食品的成分與配方，然後向上游廠商購入相關原料，而這些上游廠商再分包或委託其他中小型廠商進行代工。這套複雜的製造、販賣、儲藏和再加工的流程，使得食品化學工業變成複雜的現代鍊金術工業，無中生有出眾多的「風味」[24]來吸引消費者。

早期台灣政府對於食品添加物的管理是採取放任的姿態，尤其當時人力和編制嚴重不足。例如，一九八一年通過「加強食品衛生管理方案」並成立衛生署食品衛生處之前，隸屬於藥政處的食品科僅有兩名正職人員與兩名約聘人員。各縣市更以經費不足和不景氣爲由，未增加專責人員。舉例而言，一九八三年苗栗縣全縣的食品衛生工作負責人僅有「半」個人，因爲這個人員還要負責全縣的環境衛生。[25]這些管理食品衛生的行政人員除了食品檢驗，往往還要負責督導、立法和教育等工作。所以我們其實很難苛責政府單位的「行政」，因爲眞正的問題來自於結構性的因素，例如預算、編制和政策安排等等，同時也和政府對於發展的期待和衛生標準的設置有關。

台灣大學公共衛生學院的詹長權教授等人在進行食品添加物的規範分析時，引用成功大學許甘霖教授的見解，主張食品添加物的問題至少面臨三個敵人，或者說權衡的利益：第一是營利主義（commercialism），即是以賺錢爲目的，這牽涉到食品添加物的必要性問題。產業以獲利爲目標，但是在達成目標的手段上是否適合、合法卻有所差異。食品問題常常是「惡意添加」的問題，指的就是生產者採取不正當的手段，使用較便宜但不合格的食品添加物。第二個敵人則是消費主義（consumerism），或是消費者的權益主義，即迎合消費者口味的考量，就算明知某樣東西有危害，但只要消費者喜歡，依然會選擇添加。更進一步而言，即使是對消費者沒有明確的危害，但是沒有必要的食品添加物仍然會造成以假弄眞、魚目混珠的效果。第三個敵人則是開發主義（developmentalism），不同的發展階段對於食品衛生的標準不一，先進國家要求第三世界國家必須遵循他們訂定的食品標準，但這樣一來，食品生產的成本勢必會提高，不啻增加開發中國家的發展成本。以中國大陸來說，如果很多東西都得以國際標準來限制在地使用，那許多地方可能會無法發展。[26]

✔食品添加物的三民主義

營利主義、消費主義、開發主義是食品添加物的「三民主義」，它們並非獨立運作的，而是彼此影響。當營利主義興盛時，企業在面臨選擇食材的關鍵點上，往往會選擇成本較低廉的原料。如果購買眞正的原料價格高昂，則企業會選擇價格具有相對競爭性的原料，而這些原料大多是以化工方式製造出來的，如化製澱粉。這也形成了一股奇特的社會現象：許多老店家使用從農地中生產出來的眞實原料製成各式傳統美食，往往被視爲是消失的「傳統好味道」、「遵循古法」，似乎暗示著使用眞材實料已經成爲一種消逝的美德。

消費主義則從不同的角度影響食品添加物的使用。消費者喜歡物美價廉的食品，但並不是人人都願意付出較高的代價以換取品質。因此，生產者爲了迎合消費者在視覺和味覺上的要求，常會額外添加一些非必要性的食品添加物，使產品看起來就像是眞的。例如，在食用油中添加銅葉綠素使其顏色看起來像是橄欖油，便可以賣得比一般的大豆沙拉油更貴（但又較橄欖油低廉）。又或者是使用起雲劑讓食品看起來又濃又稠，好像具有天然沉澱物。

企業受到營利主義和消費主義的影響，往往不願意負擔較高的成本，也未採用較好的編制和較良善的管理，這時候政府的決策、輔導、教育和管制的能耐，將直接影響並引導國家的食品風險治理。而開發主義正是政府面對企業發展與消費者安全時的一個平衡問題。制定較高的食品生產標準會導致企業的短期成本上升，而消費者信心、品牌價值及銷售量等正面價值，必須長時間經營才能收割。對於以中小型企業爲主的台灣食品商而言，這是非常現實的問題，就像在幾次的食安會議中，台灣老字號的義美食品公司的經營者儘管支持良好的規格與標準，而且義美本身也有實驗室與檢驗人員，但是他提到，這樣的規格與標準並不是中小企業能夠維持的常態。政府在食品安全提升的過程中，要負起相當的教育與監督責任，而非停在開發主義的層次上打轉，更不可以比企業更短視近利、委屈求全，而失去產業升級、民眾安心的契機。

無論是營利主義、消費主義或是開發主義，背後的經濟發展幻夢都是國民健康考量與民眾政策參與的阻力。首先，這種渴望經濟發展的想法促使政府、企業和一般大眾對於經濟發展可能的選項趨於單一化，以為只有透過剝削環境才能夠推動經濟發展，進而主動犧牲環境權、乃至於健康權。尤其，依循這套單一化經濟選項的軌道而全速前進的經濟火車頭，有時是不顧及其他聲音和可能的替代選項，造成更嚴重的受損。正是在這種以經濟發展為依歸的情況下，導致食品安全管理上的放任與強調自主管理，進而忽視可能的風險。

舉例而言，大型連鎖超商為了追求精實管理，其實是將庫存的風險交給上游廠商，他們盡可能不涉入上游的製造，將製造的風險大幅轉移，無論是財務上或是配方上。[27]但由於下游的零售業者才握有消費的市場資訊，因此生產需求依然受下游所把持，進而造成上游的弱化，相對來說管理也難以落實。這種情況同樣發生在食品產業鏈上。大型的食品廠商將產品原料需求分包出去，由各中、大型原料商提供調配好的東西進行組合；而這些中、大型原料商又將各項成分外包給食品原料加工的小型廠商。這個過程確實呼應了目前不斷求新求變、產品壽命較短的市場現況，卻也產生了食品製造流程難以監督的風險。

✔基因改造：革命性的農業成長與爭議

「基因改造」這個名詞對於台灣人而言，既陌生又熟悉。我們會在豆漿、豆腐之類的產品上看到它的標示，但又不是完全明白百分之五的基因改造黃豆是什麼意思，或者無基因改造的天然黃豆與基因改造的黃豆之間有什麼差異。我們也不會曉得，台灣每年向美國進口大量的穀物，包括五百萬噸的玉米、兩百五十萬噸的黃豆。而這些進口的黃豆裡面有七成是基因改造的，其中的百分之十用來製作我們在超市裡面看到的豆漿、豆腐等豆類加工產品，另外還有百分之二十五則是做成沙拉油（細心一點的消費者會注意到油品上有標示基因改造或非基因改造），剩下來的六成多雖然沒有直接進到台灣消費者的肚子裡，但還是間接進入我們的食品生產鏈——作爲畜產飼料。[28]

在美國，基因改造食品的安全性評估主要是透過「實質等同」（substantial equivalence）和「充分科學證據」的方式進行判定。在國際貿易上，世界貿易組織（WTO）也同樣以是否有充分的科學證據作爲產品限制的規則。國際間對於基因改造食品有許多疑慮，並且提出了預防性原則（precaution principle）來維護消費者健康。根據聯合國的「生物安全議定書」（Biosafety Protocol），有關基因改造產品對環境和人體健康的影響，即使無法完整評估或是提出充分的科學證據來證實其有害，仍然可以限制基因改造食品的進口。儘管有這些規範，但實際上，生產基因改造產品的國家如加拿大和美國，乃是採志願標示的方式；而我國則比照日本以百分之五作為容許量，紐澳則是以百分之一、韓國以百分之三作為強制標示量。[29]歐盟則因為歷經狂牛症等事件，以百分之〇．九為強制標示量。

近年來對於基因改造食品的爭議，除了健康風險，也涉及「機械論」和「化約論」的科學觀。這種科學觀將農業問題化約成害蟲、除草劑、耐害蟲基因、抗除草劑基因、營養素基因等問題，卻忽略了複雜的系統環境；究其根本，是將大自然化約到幾個項目，而這幾個項目都可以用「基因改造」來解決。中世紀的鍊金術士所妄想的賢者之石和醫學上的魔術子彈，大致上都是同一種思維的產物。這樣的思維也往往排擠了永續或有機農業的發展。

甚且，目前許多基因改造的育種技術主要都掌握在跨國大企業手中，它們背後的資金流動和科學技術知識的黑箱，也引發全球民眾對其產品的疑慮，無論是環境或健康的疑慮。這些基因改造的種子可能取代在地的品種，使得生物多樣性發生變化，也可能導致小農經濟完全受其把持，有害社會的公平正義。[30]

新興食品風險

食品議題從來就不是單純的食品議題，
它同時也受到全球經濟、政治和文化的因素牽動……
當國際談判以經濟、政治利益為優先，食品安全往往就得低頭了。

食品貿易在人類歷史中並非突然出現，但是要如今日的全球食品貿易般生氣蓬勃，則必須仰賴交通運輸的發達。台灣社會很早就已經跟全球食品貿易接軌，作爲一個進口食品的國家，國際間的食品問題勢必會擴散到我們的社會。舉例而言，一九九九年比利時發生了乳製品被戴奧辛汙染的事件，造成了全球化的食品汙染問題，而這個問題也爲台灣社會帶來一個警訊：面對全球各種新興汙染物質的危機處理和預先防護，我們欠缺適當的對應機制。政府對進口食品的管控還是只能透過問題來學習，前述比利時的戴奧辛汙染事件便迫使衛生署食品衛生管理處建立起臨時的戴奧辛每日耐受量（TDI）。

二〇〇四年，統一與東海等著名乳品生產商亦曾爆發牛乳中含有戴奧辛的爭議，震驚台灣社會，但政府卻因爲欠缺一套食品戴奧辛含量的管制標準而受到業者和大眾的批評。[31]台灣開放於國際市場，流入的不僅是各種產品和資金，同樣也將各國的疑難雜症帶進國內。這些問題促使我國的邊境衛生檢驗體制有所反省，卻還是未能完全掌握問題的來源。當發生問題的食品及其進口原料的範圍更廣泛時，這些平時就捉襟見肘的食品檢驗人力是否能夠應付呢？

二〇〇八年的三聚氰胺問題再度顯現這種全球貿易的風險管控有多困難，政府對於境外食品入關的掌控有待加強，食品檢驗的人力也相當不足。當中國發生惡意添加三聚氰胺於奶粉的事件時，台灣政府仍沒有相關的處理配套，也沒有對流入的原物料採取有效清查的措施。直到金車公司透過自行檢驗的方式，測出其進口的原料摻有三聚氰胺，才自行通報食品衛生署。（三聚氰胺事件詳細始末見本書第四章）問題不斷累積加上產業利益考量，使得事件背後的壓力不斷上升，雖然政府一再保證安全，但是缺乏良善的溝通就像沒有「正常的壓力釋放」，[32]當安全的假象被戳破時，恐慌就如同雪崩般淹沒所有人的理智。

對於食品安全的把關，台灣政府讓人不敢輕易信任的

每日耐受量（Tolerable Daily Intake, TDI）：
指對一個物質在空氣、食物或飲用水中的估計值，該數值可以作爲每個人每日攝取該物質而不會有明顯健康風險的參考數。科學家相信大部分的毒物的負面效果都有一個閥值作爲門檻，只要低於這個值就不會有健康風險。TDI 是以實驗室毒理資料爲基礎，並應用不確定性的因子計算而得出來的數值。

例證也可見於牛肉進口的問題。不論藍綠執政，政府宣布開放仍有疑慮的美國牛肉進口的時間，通常都選在三更半夜。如果是循正常程序進行溝通，並且開放各界專家研議進口的可行性、我國的食品把關能力、有關狂牛症之科學爭議等等，是否美國牛肉會成爲一個民眾激烈對抗的議題還未可知，但起碼不會造成民眾對政府的信任瓦解。尤其開放進口的決策模式、風險溝通與健康調查等過程中，不斷有官員發言失當，甚至出現由經濟部的官員去談判、衛生單位的官員摸不著頭緒的情況。這種信任瓦解的案例也發生在我們的鄰近國家南韓，美牛進口在當地演變成一場嚴重的政治風暴，乃至影響內閣地位。

食品議題從來就不是單純的食品議題，它同時也受到全球經濟、政治和文化的因素牽動。進口含瘦肉精的牛肉和豬肉也不是純粹「要或不要」的問題。食品進出口往往是國際談判的一部分，而當國際談判以經濟、政治利益爲優先，食品安全往往就得低頭了。

✔政府作為把關者的角色

利益是重要的，然而各方面的利益都應該被均衡地考慮到，而且過程也應該是透明且交流的。不透明的流程加上重視經濟利益的態度，使得相關專業人士對於今日的食品亂象充滿遺憾。台灣的食品常常無法叫人心安，不肖廠商雖然要負起大半責任，但更多時候是政府疏於與民眾溝通，又要求相關的食品檢驗人員擔負超越其人力和資源可以承受的責任。甚至，有時責任並不在食品安全相關機關的決策（雖然他們仍然會被視為是必須為食品問題擦屁股的角色），反而是落在經濟開發、國際經貿外交的主管機關，如針對美國牛肉進口的議題，國安會和經濟部的發言權恐怕遠高於當時的衛生署。

全球化市場也帶來新興的機會與挑戰。政府不可避免地既是新興科技的引進者和倡導者，同時也是把關者。然而，台灣政府在這幾個身分之間的平衡，卻一直受人詬病。例如，基因改造食品在台灣雖然只在二〇〇〇年間發生過較大的爭議，但社會上一直缺乏對這方面科技的探討、反思與共享其願景。我們並不是反對基改的技術，而是這些技術的價值與風險並沒有真正被這塊土地的人民所認識。基因改造技術的益處可以很簡單，像是單一作物產量上升、減低傳統化學農藥的使用量，以及增加營養等等。但另一方面，單一作物可能會破壞生態平衡、非同源之基因改造問題、營養不如預期，以及並沒有實際解決糧食問題等疑慮仍然存在。而這些優缺點並沒被實際地提出來比較，或者僅僅由政府單位在不公開的場合中比較過。如果基因改造食品好到值得替代傳統食品，爲什麼「非基因改造」會成爲一個有效的宣傳點？如果基因改造食品那麼不好，爲什麼許多國家（不只美國）願意推動並且食用呢？

許多嚴重的食品問題爆發後，我們常常無法看見政府做出有效的回應，反而是經歷「隱瞞、否認、卸責」三部曲。然而，我們也看到政府逐漸學習食安風暴的危機管理，透過教育、大規模動員、宣示和修法，試圖有效地吸納危機爲其常態管理的一部分。令人遺憾的是，中間的決策機制依然是不透明、無法被公開的黑箱。實際來看，多年來不斷上演的食品問題，相當大的責任來自政府的管理鬆懈，而政府鬆懈的管理乃是源自於強調經濟發展的思維。這種過於著重經濟利益的思維，使得食品管制的法令無法追上社會問題的腳步，或是流於鬆散且充滿漏洞。

這種從上位者到中下階層的行政官僚都一味追逐「拚經濟」以「救台灣」的現象，導致政策上不管以多麼好聽的話語強調人民的健康、福祉和環境，最終撥下來的人力與資金仍是嚴重不足，行政措施上始終無法對惡意的廠商產生足夠的嚇阻與警惕。

年	事件	問題源頭	爭議
2004	戴奧辛牛乳事件	環境汙染	戴奧辛檢測公布
2005	孔雀石綠石斑魚	用藥	孔雀石綠的檢測
2005	戴奧辛鴨蛋	環境汙染	廢棄物管理
2005	美國牛肉	國際貿易	狂牛症
2008	三聚氰胺	國際貿易	惡意添加
2009	戴奧辛鴨蛋	環境汙染	廢棄物管理
2009	美國帶骨牛肉進口	國際貿易	狂牛症
2011	美國牛內臟進口	國際貿易	狂牛症
2011	塑化劑	食品工業	惡意添加
2012	瘦肉精	國際貿易	安全不確定性
2013	毒米	環境汙染	電鍍業裝置排放暗管
2013	化製澱粉	食品工業	食品詐欺
2013	胖達人	食品工業	食品詐欺
2013	山水米	經濟成本	食品詐欺
2013	毒油	經濟成本	食品詐欺
2014	飼料油／餿水油	經濟成本	食品詐欺

表1-1　2004-2014 年台灣重大食安事件爭議說明

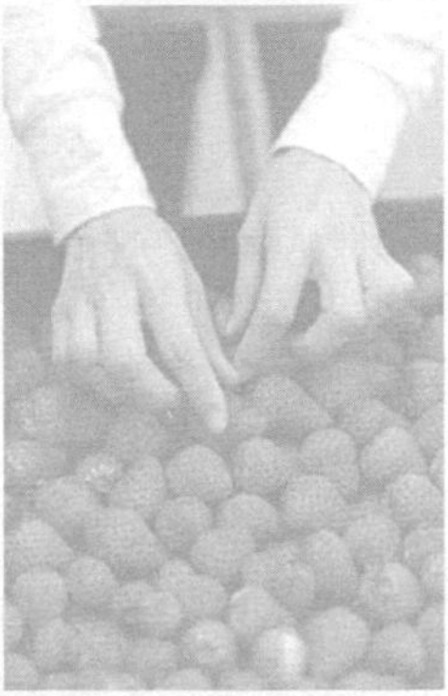
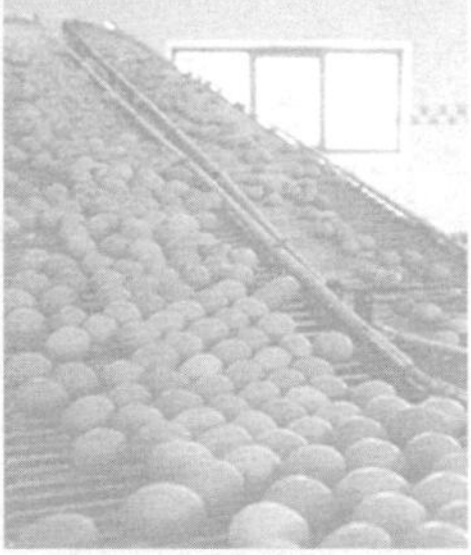
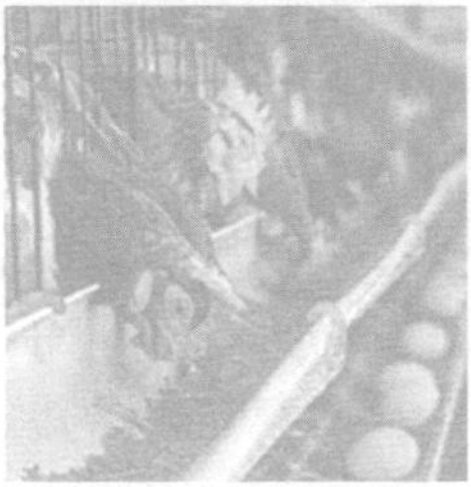
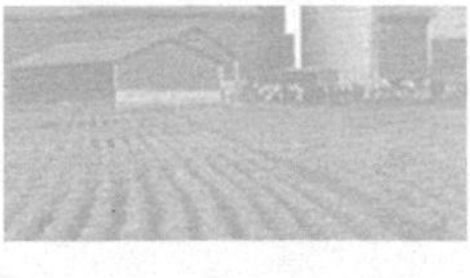

第二章

全球貿易和食品風險

政府是否能夠把食品貿易的問題談得清清楚楚，
讓台灣民眾知道我們國家的底線在哪裡？而民眾的底線又是否爲國家所知？

巴西乾旱導致國際咖啡價格上漲，美國加州與佛羅里達州蟲害導致世界柳橙汁價格上揚，聖嬰現象導致澳洲小麥收成下降，[1]這些事件綜合影響下來，造成紐約華爾街與倫敦的期貨指數大漲，但它們實際上是在告訴大眾：早餐變貴了。這就是全球化貿易的時代，我們享用世界各地的美食與各種民生物資，同時也將複雜的政治、經濟、社會與氣候生態都納入我們的日常生活中。自由貿易市場爲人類帶來前所未有的福祉與享受，同時也形成高度的相互依存，各個社會的有效運作日漸依賴其他社會的正常運作。

這種全球化貿易的例子，在台灣最明顯可見的地方就是大賣場。台灣人很喜歡逛大賣場，賣場裡應有盡有，而且物美價廉。想要生鮮有生鮮，想要享用美食有美食區，想買衣服也是各種款式皆有，許多常見的品牌都進駐大賣場。展覽的攤位上從腳踏車、機車到汽車皆有，甚至旅行社和理髮店也一應俱全，只差沒有賣房子。到大賣場邊吃邊玩，已經成爲許多台灣家庭消磨週末時光的方式。大賣場占了台灣人生活相當大的部分，堪稱是複合式的休閒中心，不過其核心仍是貨架上琳瑯滿目的商品。

這些商品除了本地生產製造的，許多是來自世界各地。便宜的日常用品或免洗器具來自中國、越南等生產地，也有來自美加澳紐的冷凍肉類、北海的遠洋魚類、歐洲的橄欖油與酪製品，還有智利的養殖產品，以及其他產自不同國家的原物料與加工食品。這些產品往往包裝整齊又乾淨，再加上過去有標檢局、今日則有食藥署進行抽驗，看起來似乎都沒問題。然而，實際上有許多潛藏的風險。

二〇一三年的橄欖油混油事件就是一個重要例子。奶粉中惡意添加三聚氰胺則是另一種例子。美國牛肉的進口，從狂牛症到瘦肉精的爭議，又是一個更包羅萬象的案件。這些食品問題橫跨經濟、政治、衛生，大到國安、小至生活習慣，任何單一學科的判斷都不足以作為決策的唯一基礎。

全球食品貿易的目的在於創造財富、賺取利潤，在此前提下，提供消費者各式的選擇。因此有些產品其實並不是本地有這樣的需求，而是因為出口國的市場開發所致，如美國火雞翅。全球貿易本來就是全球霸權政治的一部分，進口國的公共健康維護的法規，很有可能會在政治壓力下丟盔棄甲。

今日對於食品安全的管理與風險相關的決策，已經不是單一國家能夠掌控的，其中牽涉到許多地區的原料生產、加工製造，而各地對於環境的治理、食品安全的法規和人員的配置，乃至於人文氣候和地理位置，都可能影響最終的產品。另一方面，每個國家對於科學進展以及食品安全的定義都不同，在某一個地方被視為安全的產品，跨出國界以後可能備受質疑。又或者，本來風險尚在可承受範圍者，卻因爲食用的習慣、攝取者年齡的不同，進而產生危害。

面臨食品安全的風險，無可避免地就會出現選擇和決策的問題。作爲一個消費者，如果我因爲恐懼黃麴毒素而從此不吃花生，那麼我一方面降低了食物中毒的可能性，可是另一方面也必須犧牲一種美味，甚且必須承受或許會缺乏某些營養素的風險。而當吃花生的風險高到一定程度時，學者、政府或企業必須提出如何降低風險的措施（如改善包裝和運送設備與流程）。政府可能得設立每日攝食容許量（吃幾顆以內比較安全），甚至禁止花生的進口和生產。

反過來說，如果某個生產花生的國家覺得自己的產品沒有問題，並試圖打進我們的市場，闖過海關、越過市場，直達消費者的餐桌。這時問題就來了：我們能夠相信外國所謂的安全商品嗎？我們相信自己國家的檢驗能力嗎？科技知識足夠嗎？購買檢驗設備划算嗎？人力足夠嗎？尤其在自由貿易的年代，政府的任何行動都可能被視爲貿易壁壘或保護主義，影響自由競爭的遊戲規則。然而，我們應該急著加入這場貿易賽局嗎？或是應該先冷靜想想，爲何要加入這場賽局？我們能夠判斷好處與壞處嗎？

當前的公共衛生以及食品治理，雖不是單一國家的法令限制就能夠解決的，但若國家不採取法令限制、行動管理，以及擴大科學知識的基礎，進而發展出相當高度的知識論述，則我們的食品安全與社會福祉勢必無法得到保障。例如，前陣子鬧得沸沸揚揚的美牛問題，究竟食用美國進口的牛肉會有多大可能性染上狂牛症？食用牛肉到底安不安全？這是一個選擇與風險問題。機率高低乃是透過流行病學的計算和安全倍率之估算，對某些人而言是百萬分之一的風險，對某些人卻是零與一的差別。每個人的感知和價值不同，忽視這一點，試圖爲彼此扣上「不科學」或「不道德」的大帽子，或是爲經濟犧牲健康，其實都無助於理解和風險承擔。

國際管制架構

就這幾年來食品問題的發生與處理而言，各界對於國家的要求越來越多；隨著對國家的要求越來越多，國家的權力也就不停擴張。

常常有人會問：爲什麼推動貿易自由化，反而導致一些農產品價格上揚，或是影響到本地業者的生計？自由化不就意謂著零關稅和更低的貿易障礙？由於當前的世界經濟、政治和社會的脈動高度相關，這個問題其實很難單獨切割來看，目前各國無不在自由開放和管制之間求取平衡。而就「食品風險」的管制來看，我們會發現不少結合政經力量而設立的國際架構，包括國際組織、國際公約和貿易協商談判等等。

目前最重要的國際食品安全衛生與貿易組織，分別是聯合國糧食與農業組織（Food and Agriculture Organization of the United Nations, FAO）、世界衛生組織（World Health Organization, WHO）以及食品法典委員會（Codex Alimentarius Commission, CAC；因其名稱的拉丁文含義為「食品的法則」，又稱 Codex）。

一九四五年聯合國成立時，各國就在思考要成立國際的糧食組織來確保全球食品的供應及安全，也試圖要建立一個全球衛生組織來管理衛生事務，提升全球的健康水平及處理疫病事務。於是，首先在一九四五年成立了 FAO。FAO 最早處理的議題是「免於飢餓」的基本人權，並於一九七四年的大會上通過《世界糧食安全國際約定》（International Undertaking on World Food Security, IUWFS）以因應一九七〇年代初的糧食危機及主要糧食出口國庫藏耗盡的問題。一九八六年更建立起全面的農業統計資料庫 AGROSTAT（也就是現在的 FAOSTAT），將觸角伸入漁業、林業和農村貧困的問題。FAO 的三大目標乃是消除飢餓、消除貧困，以及持續管理和利用自然資源。

在世界衛生方面，十九世紀就已經有相當多的國際衛生合作先例。一八五一年到一九三八年間共有十四次的國際衛生大會，並且在一九〇二年成立泛美衛生局（Pan American Sanitary Bureau）、一九〇七年在巴黎成立常設的衛生機構國際衛生局（Office International d'Hygiene Publique, OIHP）。一戰後，美國總統威爾遜所推動的國際聯盟也成立了國聯衛生組織（League of Nationas Health Organization, LNHO），其他的區域性衛生與健康組織也大量成立。而民間機構，如洛克裴勒基金會和紅十字會等，影響力不遜於國際組織。一九四八年各國於加拿大通過世界衛生組織的章程，正式成立 WHO，其宗旨乃是健康是每個人的基本權利。[2]

FAO 主要管理農糧安全，WHO 對於健康的定義廣泛，同時處理疫病、公共衛生、居住、醫藥等健康議題。兩大組織分別在一九六三年的世界衛生組織大會與一九六一年的聯合國糧食與農業組織大會中通過決議，共同於一九六三年創立CAC，透過諮商或專家小組的方式，訂定各種有關食品檢驗與安全的參考標準與限制。

CAC 的成立宗旨在於促進與維護全世界消費者的健康和經濟利益，以及鼓勵公平的國際食品貿易。它的主要功能是協調國際組織、政府和非政府機構在制定食品標準方面的一致性，並將國際標準調和後納入 CAC 的標準體系，據此制定國際貿易通用的食品衛生標準。CAC 轄下有幾個專門提供科學評估的單位：食品添加物聯合專家委員會（JECFA）是一個獨立的科學委員會，進行食品添加物和動物用藥風險評估，並且提供建議給 FAO 和 WHO 的成員國；食品中動物用藥殘留委員會（CCRVDF）則是提供訂定禽畜及水產用藥標準時的資訊，這些殘留標準的制定必須考慮下列幾點：消費者吃到殘留藥物的可能性、該藥物（包括代謝產物）對消費者的影響，以及由專家根據實驗動物服用該藥物後的資料訂定安全値，包含毒性試驗、代謝試驗、毒理試驗。

除了傳統與食品安全、健康衛生相關的機構，國際間還有其他組織致力於研究食品風險危害的標準與檢測。例如，綠色和平組織（Green Peace）就在國際間同時進行食品、有毒物質、工業製程、環境汙染等綜合探討，每個環節都涉及食品最終的安全與否，以及消費者是否能夠安心食用。

此外，食品安全也離不開經濟與政治的議題，並且受到國際或區域性組織的管轄。由於各種食用商品在世界市場中流通，但各國的技術判斷、價値爭議及對風險的感知皆不同，必須有相關組織作爲中介，在貿易過程中訂定各國都能夠接受的風險標準。因此，食品衛生安全的標準訂定不僅仰賴國際性的衛生組織，也涉及全球自由貿易的法規與爭議之裁判。

國際食品安全貿易、標準和管制最重要的行動者是國家。國家作爲全球自由貿易的參與者，同時也作爲全球衛生組織的合作者，必須考量到本國的經濟發展需求、衛生健康的技術規範，以及國民健康風險的判定。國家同時必須回應民眾對於健康風險的疑慮，擬定並採用民眾所需的經濟政策，建立可以作爲政策制定所需的技術基礎與背景資訊。

面對全球貿易下的食品健康風險與安全，雖然有人認爲國家的角色日漸弱化或被其他機構取代，但是就這幾年來食品問題的發生與處理而言，各界對於國家的要求越來越多；隨著對國家的要求越來越多，國家的權力也就不停擴張。台灣的許多食品衛生與健康的法規是參考先進國家的標準，如美國、日本和歐盟。藉助國外經驗，再透過本國的技術知識以及價值判斷，訂定相關的法律標準及施行細則，包含可接受的風險範圍、人體健康的風險評估，並且進一步做出各種調查報告提供各界參考，例如全國總膳食報告、特定產品之研究報告。

與我們生活息息相關的食品衛生名詞：

- 每日攝食容許量（Accepted Daily Intake, ADI）：存在飲食中的某種物質，供人體每日攝食而不致引起任何急性或慢性有害作用的濃度或用量。
- 無作用量（No Observed Effect Level, NOEL）：以存在飲食中的某種物質餵食試驗動物，經一段時間後，不致引起試驗動物產生任何有害作用的物質濃度或含量。
- 最大殘留容許量（Maximum Residue Limits, MRL）：ADI × 60 kg／每日食物攝取量。

全球衛生vs.全球貿易

食品安全的管制措施通常都是產業利益、科技發展、國際壓力、甚至是各國政府在施政上的便宜行事等因素，相互妥協後所產生的管制策略。

目前全球八成的糧食貿易主要是由ADM、Bunge、Cargill與Louis Dreyfus等四家跨國企業主導；而其下游則是由我們前面提到的台灣人最愛逛的大賣場，如美國的沃爾瑪（Walmart）和法商家樂福（Carrefour）等跨國量販業者所掌控。全球食品貿易是一個巨大的商機，要有效地進行食品衛生安全治理得仰賴國際機構、國家與其他行動者的參與。

雖然已有不少國際組織制定出相關的食品安全標準與發展研究，但一方面這些機構本身的人員組成、資金往往來自已開發社會，儘管其隨著歷史發展而有不同的管理文化，但是趨向於歐美實證文化而較少顧及其他區域飲食文化的情勢相當明顯。另一方面，這些機構維護食品安全的宗旨，主要還是基於經濟利益的理由，一旦安全的問題與貿易利益相牴觸，堅持採用較高的安全標準者每每都在國際仲裁中敗訴。各國政府在商議食品安全標準的過程中，更多的考量其實是出口的利益；強勢國家藉由國際合作影響特定的國際組織，使其制定出符合強國利益的標準，迫使其他國家要接受這些標準才能繼續在國際貿易中生存。

國際食品安全的競技場其實是在國際貿易組織間，尤其是WTO。從早期的國際衛生會議與公約的合作建制，到WHO的衛生建制，國際社會對於衛生安全治理的檢驗、檢疫或其他技術措施，都有趨同的傾向，目的就是爲了避免造成各種非關稅的貿易障礙，進而也形成了今日以WTO爲中心的貿易建制。[3]當前國際間主要的食品安全爭議經常是發生在以WTO爲核心的科學與貿易爭議上，而爭議核心大多是繞著動植物檢疫原則打轉。

台大社會系的簡妤儒教授在她的博士論文中，透過訪談取得大量國際組織的組成資訊，她主要的調查對象是OIE（世界動物衛生組織）、WHO、FAO。透過比較分析，可以看見各個組織的成員不同，對於科學風險和考量價值也有相當大的差異。她的分析也指出這三個組織在「一個口號下各自表述」的方式，雖然化解了各組織在利益、目標和合法性之間的磨擦，卻讓應該被解決的問題停留在一個空洞模糊的狀態。正如她所訪談的那些行政官員所言：「他們其實只是一直在做同樣的事，而且這些政策口號只不過是爲了引起人們注意和募集資金。」

除了國際組織之間的合作有其問題，不同的標準單位、重視的議題不同、治理機構的組織特性與文化，以及其科學文化與是否納入社會科學家，都會影響一個組織所關懷的面向與主要的貢獻。不同的設立地區、領導單位與資金來源，同樣也會影響到國際組織的偏好和選擇。舉例而言，我們可以這麼形容：成員和資金受美國影響的 CAC、位於歐洲且組織較小的 OIE、較爲包容社會科學家的 FAO，以及以醫學爲主流的 WHO。

> 食品安全的標準制定其實是各國的政治和經濟角力，所謂的國際組織架構，不過是國際商業競技場中的一環。而全球的食品衛生安全，不過是這個競技場的名字，參賽選手不只有食品科學專家、毒性物質管理專家、動植物衛生專家、化學家，也包括政治的行動者，像是國家行政機關、外交機構、內政機關，當然也包括各種非營利組織或非政府組織和個別的行動者。

這些參與者使得食品風險的管控並不像很多專家和行政官員所宣稱的那麼簡單：有問題就進行管制。實際上，食品安全管制措施通常都是產業利益、科技發展、國際壓力、甚至是各國政府在施政上的便宜行事等因素，相互妥協後所產生的管制策略。因爲是妥協而成的，本來立意良善的管制措施會受到一定程度的影響而改變，有時因爲考量到各面向的行動者而成爲更好的政策，但在以利益爲基礎的競技場上面，通常的情況是造成嚴重的扭曲或者是不作爲。

食品風險的管理與其說是在全球衛生的架構下進行，更多的情況是，把風險管理放在全球貿易的架構底下做磋商和折衝。

自由貿易與產業保護

產品的安全基準攸關國家主權，
一個國家所設定的安全基準，其意涵比安全更深，
同時也有對品質的要求與國家主權的行使。

龐大的貿易利益引發各國不斷擴大自身的產業，時而築起保護措施限制外來的競爭。以下將以漁業發展爲例做說明。

目前大多數我們所食用的魚類都是來自沿海的養殖漁業。而天然野生的魚類，像是鮭魚、鱈魚等深海魚類，往往來自全球幾大重要的漁場。全球的野生海產供應，有將近一半是來自非洲大西洋上納米比亞沿岸海域、加納利群島南部海域、索馬利亞沿岸的印度洋海域、加州與祕魯沿岸的太平洋海域。[4]隨著養殖漁業越來越發達，即便是深海魚類也可以進行養殖，爲業者帶來更多利益，好比說鮭魚的大量

生產。而逐漸擴大的食品消費市場，同樣爲漁業帶來商機和強大的競爭。

✔澳洲與加拿大進口鮭魚案

一九七五年，澳洲政府根據一九〇八年的隔離法，頒布了檢疫措施說明書（Quarantine Proclamation 86A, QP86A），並基於保護動物健康，防止國外的生鮮鮭魚可能帶來的傳染病、其他疾病與害蟲，禁止一切未經烹煮的鮭魚進口澳洲。隨後，在一九八三年到一九九六年間，澳洲政府進一步限制各種關於鮭魚的食品加工方式和進口條件。

澳洲的限制日趨嚴格，引發了鮭魚出口大國加拿大的不滿。一九九五年，加拿大政府針對澳洲檢疫防疫局在一九七五年對於未經烹煮的鮭魚或其他部位禁止進口的禁令提出質疑。但在一九九六年澳洲政府所公布的報告中，又指出二十四種可能感染鮭魚的病菌來自美國和加拿大；這些病菌雖然不會影響到人類，但可能會影響養殖漁業。因此，澳洲政府在該年十二月決定繼續維持禁止鮭魚進口的措施。

加拿大政府於是停止與澳洲政府之間的協商，並於一九九七年三月透過 WTO 爭端解決機構（Dispute Settlement Body, DSB）以及《爭端解決程序及其規則瞭解議定書》（Understanding on Rules and Procedures Governing the Settlement of Dispute, DSU），要求成立小組裁決。一九九七年四月，專家小組便成立了。

加拿大政府認爲澳洲的禁令違反《食品安全檢驗與動植物防疫檢疫措施協定》（SPS）中的第二條第二項、第三項，第五條第一項、第五項、第六項及其註腳。也就是說，加拿大政府認爲澳洲政府的禁令沒有充分的科學證據，屬無理的歧視，也沒有將國際組織所研訂的風險評估技術納入考量，造成貿易的隱藏性歧視，也不符合適當的防檢疫保護水準。

WTO 於一九九八年的仲裁中宣布澳洲應於一九九九年二月前改善。然而，直到一九九九年八月，澳洲仍然不願意開放加拿大鮭魚進口，加拿大便向 WTO 要求授權，對澳洲產品採取報復性關稅。直到二〇〇〇年，澳洲終於放棄鮭魚進口限制，開放市場給加拿大。

二〇〇七年八月，東南亞國協也同樣向 WTO 投訴澳洲在生蝦進口上的限制。東南亞國協認爲澳洲對生蝦進口以及加工蝦數量的限制，目的並不是眞的要保護澳洲本地蝦，而是爲了阻止亞洲蝦農所出口的廉價蝦與澳洲本地蝦農競爭。當然，此事最後不了了之，倒不是因爲產品的安全問題得到解決，更有可能是東南亞國協內部的養殖蝦產業本身就是彼此競爭的，如印尼、越南和泰國，使得澳洲政府可以拿開放蝦類產品作爲談判自由貿易協定的籌碼。

事實上，從澳洲政府幾次試圖保護其本地產業的行動在WTO這個自由貿易的競技場中被判定爲應改善的情況來看，我們可以發現在今日的食品貿易中，食品安全的疑慮比較像是經濟上的疑慮。在自由貿易的國際賽局中，個別國家難以保護自身的產業面臨國際的競爭者，只能協助推動與改善產業的競爭力，而所謂的食品安全只是達成貿易目標的標準和手段之一。

自由貿易所帶來的問題並

WTO 的爭端解決機制：

爲了管理規則與協商爭端解決之道，WTO 設置了爭端解決機構（DSB），其組成成員爲各會員國的大使（代表）。

DSB 轄下設有上訴機構（Appellate Body, AB），由七位與會員國政府無關且深具國際貿易及法律素養之專家組成。

DSB 也於上訴機構位階上設置爭端解決小組（Panel），小組成員的資格必須符合：曾於 WTO 服務、熟稔國際貿易法或政策之學者專家，或會員國內負責貿易政策之資深官員等等。

WTO 爭端解決程序可分爲六個階段：

一、雙邊諮商
二、斡旋、調解及調停
三、爭端解決小組之成立
四、小組成員報告之通過
五、上訴程序
六、監督與執行

不是台灣獨有的，而是各國都會遭遇的現實處境。即使是先進國家如歐洲、日本和澳洲等，面臨美國所主導的全球自由貿易體系時，也都歷經了一番纏鬥，在保障本國產業及對風險的疑慮下提出各有其根據的看法。但是這些看法往往在 WTO 的爭端裁決中被否決，也在前一節所提到的各種與世界衛生相關的組織中引發另一個層次的爭議。

對於自由貿易，各國爲了自身利益都會有所堅持。舉例而言，日本與美國在面對 **TPP**（泛太平洋合作夥伴協定）的協商時，即使美國總統歐巴馬親自赴日本與日本首相安倍晉三會面與協商，並促使兩國經濟部長緊急再討論，仍舊無法使日方動搖與讓步。美日之間的談判主要卡在豬肉與汽車的議題。美國開出條件，認爲「符合美國安全與環境標準的日產車，可以有一定的進口量」，日方則主張，「安全基準攸關國家主權，不能接受。」。[5]可見一個國家所設定的安全基準，其中的意涵比安全更深，同時也有對品質的要求與國家主權的行使之意義。因此，當美國試圖要將標準放寬到美國的安全與環境標準時，才會遭到日方拒絕。

科學不確定性

台灣政府是要選擇持續用政治手段來操作，還是未雨綢繆地建立起科學標準和充足的資料來面對全球貿易的浪潮？

過去台灣一些長輩看到發育好的小朋友常會開玩笑說：「你是吃歐羅肥長大的嗎？」這種說法帶有嘲諷的意味，因為歐羅肥這種東西看似營養、吃了會柔弱變剛強、促進生長，但它其實是給豬吃的。事實上，歐羅肥並不是一種飼料，吃了會讓小豬一暝大一吋，它是一九七〇年代的動物飼料添加劑，主要成分是金黴素，目的是用來降低豬隻受到病菌感染的機率。

在動物飼料裡面添加一些促進生長或是增強抵抗力的物質，對於畜牧業者來說是很重要的，就像人類也會使用益生菌、乳酸菌等來促進腸道健康。但同樣用於促進生長，有些添加劑卻在國際間引起軒然大波，好比說台灣這幾年一直在爭論的瘦肉精。而這裡我們將要介紹的故事可說是瘦肉精問題的一九九〇年代版本，也就是一九九六年發生在歐盟與美國之間的貿易爭議，主角則是一種飼料添加劑：動物用的生長荷爾蒙（生長激素）。

雖然生長荷爾蒙是摻在飼料裡面餵給牲畜吃的，好讓牠們可以快速生長，但是這些荷爾蒙有可能會影響到食用這些牲畜的人類。尤其，科學研究發現這些生長荷爾蒙裡的某些物質會對食用者產生致癌的影響，例如已烯雌酚（Diethylstibestrol, DES）從一九四〇年代開始作爲一種人造類固醇荷爾蒙而被用於促進牛隻生長，直到經證實會致癌後才於一九七〇年代停止使用。

✔歐盟與美國荷爾蒙牛肉案

這起歐盟與美國之間的貿易爭議，起因於歐盟在一九七〇年代發現法國牛農非法使用一種生長激素，可能是導致義大利青少年荷爾蒙失調的原因。一九八一年義大利所做的報告指出，這種生長激素可能影響到該國兒童的性徵發展。於是歐盟首先設定規則，只允許將生長激素打在牛隻的特定部位，而該特定部位則不得食用。然而，由於消費者保護團體的抗議，以及該部位仍有流到市場上的情形，導致社會大眾普遍反對飼養牲畜時使用生長激素。[6]因此歐盟於一九八一年頒布 81/602/EEC 指令，在還沒有進一步研究釐清情況前，規定動物用荷爾蒙就只限於科學研究或者動物醫療使用，禁止添加在動物飼料中作爲生長促進劑。（目前具有爭議的瘦肉精萊克多巴胺等乙型受體素尚未開發使用於飼料添加劑。）

一九八二年專家報告出爐，並未發現使用天然荷爾蒙的有害影響，但對於人造荷爾蒙的影響仍需更多的研究。一九八五年歐盟原訂要實施 85/649 指令，禁止所有歐盟成員國在牛肉飼料中摻用荷爾蒙，但此舉很快被美國注意到。美國認為這道禁令勢必會影響到美國牛肉的出口，因此威脅歐盟，若是實施此一禁令，美國將對歐盟出口的肉品課以一億美元的懲罰性關稅，於是歐盟暫緩實施這項措施。

然而，歐盟在一九八八年又頒布 88/146/EEC 指令，禁止使用經刺激生長激素飼養的動物肉品，其中包括三種天然荷爾蒙和三種人造荷爾蒙。這項政策導致歐盟以外的國家的肉品出口商，必須保證其牛肉中沒有任何荷爾蒙殘留才可以出口至歐盟。同年的 88/299/EEC 指令中，則訂定生殖用的牲畜進口之例外情形。一九九六年的 96/22/EEC 指令則繼續禁止使用各種動物用荷爾蒙於飼料中。

歐盟的禁令很快就引發美國和同樣是牛肉出口大國的加拿大不滿。雖然歐盟的目的是為了維護民眾的健康，避免使用科學上還有爭議的物質，但由於歐盟的指令涵蓋六項生長荷爾蒙，而這六項物質在美國和加拿大等國家是合法的動物用藥；其中三種荷爾蒙被美國和加拿大使用在醫療、促進生長和幫助生殖方面，另外三種人造荷爾蒙則只用於促進生長。美國將這些荷爾蒙製成錠狀植於動物的耳朵下，直到要宰殺時再將耳朵割除，或者將荷爾蒙直接加入飼料中餵食牛隻。如今歐盟指令一出，美國和加拿大的牛肉基本上完全不合歐盟規定了。

歐盟的生長荷爾蒙禁令就等於是禁止美加牛肉的進口。美國因不滿便直接將威脅給落實，對歐盟出口的產品課以一億美元的懲罰性關稅，於是歐盟只好讓步。一九八九年二月，雙方成立解決爭端的特別小組。協商結果是歐盟接受美國不含荷爾蒙的牛肉可以在認證之後進口至歐盟國家，也接受含有荷爾蒙的牛肉可以作爲動物飼料進口；美國則減低懲罰性關稅的額度。但這麼做並沒有完全解決兩大經濟體之間的爭端。

認爲自身的貿易利益受到損害的美國和加拿大與歐盟達成協議，在一九九六年一月和六月分別向 WTO 提出正式諮商的請求。但諮商沒有結果，美國和加拿大便向 WTO 的 DSB 提出成立爭端解決小組。美加兩國認爲歐盟的措施違反 SPS 協定。爭端解決小組在一九九七年八月做出歐盟違反 SPS 協定的裁定，認爲歐盟的作法欠缺科學根據，又沒有進行風險評估。歐盟不服解釋，又上訴到 WTO 的上訴機構。上訴機構在一九九八年一月做出判決，支持爭端解決小組之前的解釋，但駁回所提出的論點；上訴機構的這份報告在一九九八年二月受到 DSB 認可，裁定歐盟執委會應該要在十五個月內修改原來的措施。

歐盟執委會雖然敗訴，仍然認爲施打生長激素的牛肉並不安全，所以依舊維持其禁令。於是 DSB 授權美國報復額度達一億一千六百八十萬美元的關稅，加拿大則是一千一百三十萬加幣的關稅額度。

雖然被迫接受報復性關稅，但是歐盟在委託幾個科學機構進行風險評估之後，認爲六種引發爭議的荷爾蒙之一對人體健康的確有重大影響，另外五種的研究結果尚未明朗，因此也實施暫時性的禁止進口。歐盟自認已經進行風險評估、掌握科學證據，因此在二〇〇三年十一月通報 DSB，認爲已履行上訴機構判決的要求。但美國和加拿大不這麼認爲，繼續採取關稅報復。

歐盟指責美加兩國的報復性關稅已經違反最惠國待遇和關稅減讓等規定，而且不符合 WTO 的爭端解決程序。歐盟認爲，美加兩國既不同意歐盟的新措施已符合 DSB 判決，卻又不提請 WTO 的履行審查程序，違反了爭端解決程序的規定。雙方的爭議開啓了新的爭端解決小組。對此，DSB 裁判認定美國和加拿大可以維持報復，直到歐盟能夠（而且有義務）向 WTO 舉證其修改後的措施已經符合規定。

但是此次的上訴裁決也指出，爭端解決小組對於歐盟有關科學基礎問題以及科學證據充不充分的裁定是錯誤的，因爲爭端解決小組在選擇專家時並未理會歐盟的抗議，選擇了歐盟認定不適任的兩位專家進行諮詢。對於這種涉及科學證據認定的爭議，專家小組的意見對決策程序有莫大的影響，會左右了最終裁決的獨立性和公正性，並且危害歐盟的權利和判決的客觀性。此外，爭端解決小組在分析科學意見時，對歐盟的專家意見置之不理，單方面認定科學證據。雖然歐盟提出的標準是高於國際組織食品添加物聯合專家委員會所設定的標準，但並不表示著歐盟的科學證據比較不足，或是非得照著該委員會的論證才行。最終，DSB 認為在整個事實分析皆不清楚的情況下，無法就歐盟的新措施是否合法做出判決。

第二輪的爭議使得美加繼續維持報復性關稅，但也證明歐盟致力於維護其境內人民健康而做出的科學研究是有憑有據的。美國進一步在二〇〇九年一月透過三〇一條款擴大報復對歐盟課徵關稅的產品清單（總額仍是一樣），並將課稅的範圍從十四國變為二十六國，以進行全面的施壓。最終在二〇〇九年五月，歐美雙方簽訂一份備忘錄，透過逐步開放美國「高品質牛肉」並給予零關稅，以及逐步移除美國報復性措施，達成長期的協議。

✔風險定義不同之下的食品安全把關

一般人都認為食品安全機構的主要功能就是保護人們的健康安全，並且設置重要的食品安全檢驗原則，但事實上，當有不確定性的證據指出可能的風險危害時，在現實的情況下，這些機構顯然傾向於保護自由貿易，而非維護大眾的健康。尤其，在上述案例中，我們可以很明確地看到採取預防性原則的歐盟政府，和將預防性原則僅僅視爲一種政策選項的美加政府，對問題產生了歧見，並且導致不同的風險感知和定義。

歐盟與美國之間的荷爾蒙牛肉一案，讓我們看見 WTO 終究是重視自由貿易的機構。因此，一個國家若是要提出較國際標準更高的國內管制標準，必須要有很強的科學證據作爲支持。雖然歐盟提出大量科學證據，也獲得 WTO 上訴機構某種程度上的肯定，但終究無法免於報復性的關稅。這也說明國際貿易協定需要堅實的立場與資訊以進行談判。

同樣是面對牛肉爭議，台灣政府是要選擇持續用政治手段來操作，還是未雨綢繆地建立起科學標準和充足的資料來面對全球貿易的浪潮？

經濟優先vs.以人爲本

面對國際貿易的浪潮而感到難以招架的時候，請記得先把國內的基本工做好。否則，每一次面臨食品市場開放的壓力時，我們都拿不出任何科學證據。

在國際食品貿易的架構下，科學爭議、產業發展和國際貿易強權之間的關係糾結，對於在市場中較弱勢的國家，如何在面臨壓迫的情況下，對外取得平衡、對內取得民眾信心，是一個非常核心的問題。這個核心問題又必須要透過國家的產業政策與價值信念上的實際作爲來回答。我們要問的是：雖然食品安全治理是以國家爲導向，但這樣的政策究竟是以經貿爲主體，還是以食品衛生安全爲主體？在追求經貿利益的過程中，是否能夠犧牲人們的健康？

這些問題其實也是在問：今日的食品風險治理，究竟是國家中心？經濟發展中心？還是以人爲本？我們擔心的是：未來我們的食品安全將受制於各種利益考量，因爲我們在偏重經濟、開放市場的過程中失去管制的底限，民眾對於政府的黑箱決策無法信賴，最終導致食品治理上的阻礙。

貿易協定、產業發展與布局，以及國民健康都很重要。我們的政府是否能夠把這些事談得清清楚楚，讓人們知道國家的底線在哪裡？而人民的底線又是否為國家所知？談判桌上的爾虞我詐是必要的，但若對內也這麼做，就很難讓人民相信政府了。

此外，國際貿易所獲得的利益是否全民共享仍是一個疑問。社會中的風險和利益要怎麼分配，是需要討論的問題。雖然談好了牛肉進口或是產品出口的機會，但若是獲益者並非大眾而是少部分的人，這樣的政策也很難叫民眾接受。舉例而言，如果跟日本談判貿易產品交換的結果，是以比起鄰近國家而言更不嚴謹的食品進口規定（例如對於日本核災後的海產之輻射檢驗）來換得出口我國產品的機會，當然產品出口業者是笑開懷，可是全國民眾在面對市場中這些可能有疑慮的產品時，又該如何是好？

這樣的問題意謂著食品治理其實是需要民主的。民眾不懂會恐慌是很正常的事，但民眾若了解實際的運作和決策過程，有可能會爆發更嚴重的憤怒。民主時代的政府將資訊透明化並公開，同時納入各界意見進行決策，其意義不是只有維持治理的正當性。最重要的意義在於集思廣益，一方面使政策更完善，另一方面也是藉著這樣的溝通化解各界的疑慮。

台灣歷經幾次的食安問題與各種檢討改革的聲浪後，食品相關的管理單位從原來的食品衛生科到食品衛生處，又從食品衛生處升格爲食品藥物管理局，近年來隨著衛生署升格爲衛生福利部，食品藥物管理局又升格爲食品藥物管理署，相關的部會權能亦日漸擴張。然而，只有權能擴張並不能治理好食品的問題。我們看到越來越多的食品管理單位或者所謂的認證標章，隨著食安危機的爆發而不斷冒出。但如果增設單位，或者把食品相關治理單位的位階提高到行政院會報的等級，仍不能阻止或減少食品問題，那麼政府就應該好好想想問題是在權能，還是在其他的面向？食品問題爆不完，免不了是相關的管理人力長期不足。另一方面，也是因爲現代食品工業發展快速，全球性的食品工業發展與貿易更加深食品製造的複雜生產鏈，導致即使是不斷提升食品管理單位的位階和人力，也無力處理漫長的生產過程；甚至，就算本國的安全標準相當高，卻無力要求其他國家的原料與製品都完全參照本國模式進行。

所以我們又回到了一個台灣一直以來都沒有處理好的問題：食品生產與銷售的履歷。台灣長期以來都缺乏一套有效的系統，以便管理食品的生產、製造、加工和銷售。這種工作不是爲每一項產品加上標籤就了事，尤其資訊系統如此發達，產品標籤甚至可以不用做得太大，只要做好二維條碼讓民眾用手機一掃就清清楚楚。況且一般賣場本來就設有條碼查詢的機器。這些軟體的發展也有助於一向人手不足的食品衛生稽查人員追蹤產品問題。

當我們面對這股國際貿易的浪潮而感到難以招架的時候，請記得先把國內的基本工做好。否則，每一次面臨食品市場開放的壓力時，我們都拿不出任何科學證據，除了在國際談判中站不住腳，也無法取信於國內民眾。

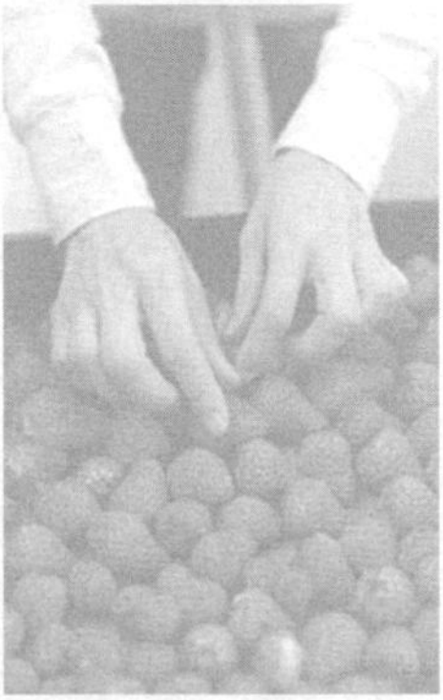
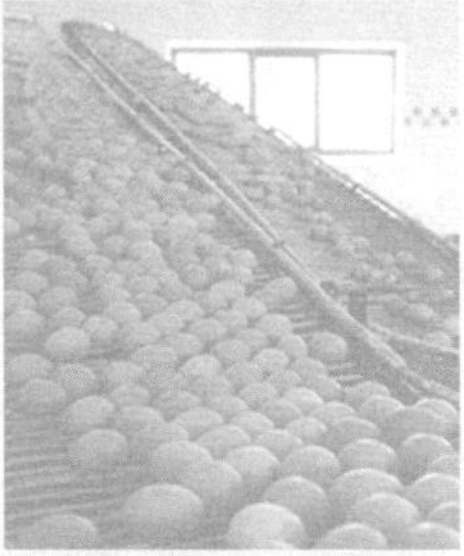
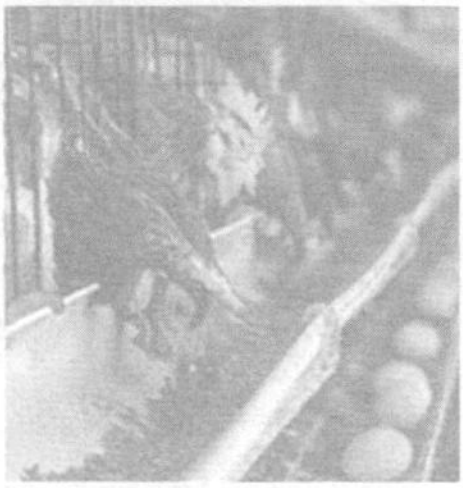
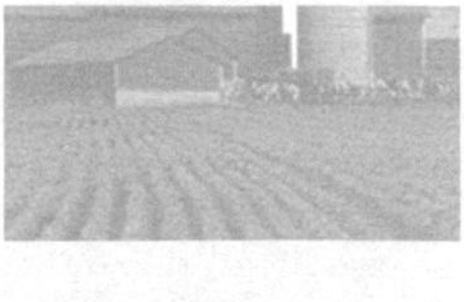

第三章

從土地到餐桌上的恐慌

政府要不隱藏資訊，要不就是呼籲廠商「自行送驗」，就是不願意早一點公布資訊，讓人們可以在科學檢測的結果出來以前，先行避開健康風險。

食品汙染物

即使暴露量極低，環境荷爾蒙仍然可以對生化與細胞作用機制造成巨大影響，導致發育不全、免疫和生殖系統不良、甚至是突變，對嬰幼兒成長時期傷害最大。

選擇符合檢驗標準的食品就不會對健康造成任何風險嗎？科學家提出了兩個在實務上被各國廣泛採用的判斷原則：一、暴露於非致癌物質的量低於門檻，即視為對健康不具風險，也可以保守地說，風險太低不予考量。這裡的「非致癌物質」指的是可能引發癌症以外之健康影響的化學物質。科學家認為，我們可以找出每日可容忍的參考劑量，只要人們每日不吸收或暴露超過該劑量，該化學物質就不致於對人體造成明顯可見的健康危害。然而，參考劑量只是一種不確定的評估值，是對每人每日平均暴露水準（level）的估算，專家通常還會依情況乘上一定倍數的係數來提高安全性，但不確定性仍存在。二、對致癌物的風險則採較保守的看法，暴露致癌物質的量即使低於門檻，也被視為有致癌風險，因為致癌物質並沒有可以評估的參考劑量，只不過其風險隨著暴露量降低而減少。[1]

食品原料大多來自非常難以控制的生長環境，因此或多或少都帶有一些我們不喜歡、甚至恐懼的化學物質。這些化學物質往往不是肉眼可見的，得仰賴科學儀器的檢測。但科學儀器的檢測已屬事後處理，眞正的問題在於環境管制機構是否能夠降低各種環境汙染源，以及食品治理機關是否能夠管理這整個食品工業的生產鏈。

儘管問題的來源不同，技術上的應用也不同，但是有幾種類型的食品問題在顯現上是很相似的。它們看起來都像是食品添加物的問題，實際上卻比較接近汙染物，好比說戴奧辛、黃麴毒素、農藥。戴奧辛很明確是嚴重的汙染事件，而且是源自於環境問題。黃麴毒素則是因爲台灣的氣候狀況導致食物容易變質、黴菌容易孳生，進而產生生物性毒素；咖啡或穀物中容易出現的褐赭毒素也屬此類。

農藥的問題則無法簡單地劃歸到汙染物的範疇，而且農藥原來的用意是要保障農作物的生長，所以種類也相當多。許多人一聽到農藥就會想到 DDT、BHC、巴拉松等等，這些有機氯劑農藥在二戰以後因爲瘧疾和農業需求而被大量施灑。比較特殊的案例則是 DDT 曾被用來作爲毒物橙劑的主要成分，大量噴灑於越南的戰場上，使得當地出現許多畸嬰。

另一個常見的食品問題則是和細菌有關。老一輩的台灣人都聽過不要吃太多花生的告誡，主要是因爲一九六〇年代的英國曾發生農場裡十多萬隻火雞因爲吃到被黃麴毒素感染的花生而全數死亡的案例。美國哈密瓜遭到李斯特菌感染而引發中毒的事件、德國豆芽菜的大腸桿菌事件，顯示已開發國家依然潛在著嚴重的食安問題，而且致死案例並不罕見（這兩起事件都有人因此死亡）。此外，食品問題的調查也是困難重重，像是德國豆芽菜事件的調查過程就非常曲折，經過一個多月才鎖定問題來源。

縱然台灣的食品管控已有一定的經驗與成效，但是每到夏天，冰飲或冰品常常因爲水源或食材品質欠佳和設備環境的落差，在抽驗時出現生菌數或大腸桿菌超標。二〇一〇年也曾爆發眞空包裝的豆干含有肉毒桿菌的事件，一度衝擊大溪名產業者，後來證實豆干本身並非問題所在，而是眞空包裝的處理流程爲肉毒桿菌孢子創造了良好的生長環境，若無妥善的消毒及保存就會釀成食品危害。

✔無處不在的環境毒物

我們的生活中無處不是環境毒物。戴奧辛即爲一例。戴奧辛並不是單純的一種物質，它其實是七十五種多氯戴奧辛（PCDDs）、一百三十五種多氯泌喃（PCDFs）同源物和十二種共平面多氯聯苯（Partially Coplanar Polychlorinated Biphenyls）的物質總稱；其中 2,3,7,8-四氯聯苯戴奧辛（2,3,7,8-TCDD）的毒性最強。此外，還有一些物質在分子結構上近似於戴奧辛，同樣有害於人體，如一九七〇年代曾經在台灣造成嚴重危害的米糠油事件，其問題源「多氯聯苯」（PCB）被稱之爲「類戴奧辛多氯聯苯」。而多氯戴奧辛、多氯泌喃和類戴奧辛多氯聯苯等又被統稱爲「戴奧辛類化合物」（Dioxin-like compounds, DLCs）。

戴奧辛類化合物的特色是無色無味，而且具有高度化學和生物安定性，因此不容易在天然環境中被化學分解或生物分解，屬於持久性有機汙染物（Persistent Organic Pollutants, POPs）的一種。它在室溫下呈現固態、難溶於水，但非常容易溶於脂肪，因此非常容易被吸收和累積在生物的脂肪組織裡面。而戴奧辛具有急毒性，在雄天竺鼠上的半致死量爲每公斤體重〇．六微克（0.6 μg/kg），也就是說實驗中每隻一公斤的雄天竺鼠只要吸入〇．〇〇〇〇〇六（百萬分之六克）的戴奧辛，就有五成的機率會死亡。至於人類，我們大多不會暴露到致死劑量的程度，也尚未有大量攝取戴奧辛而立即死亡的記載。有關人類暴露於戴奧辛的案例，包括皮膚毒性、神經毒性、肝臟毒性等等，可能造成痤瘡、色素沉澱、神經傳導緩慢、肝臟腫大、甚至是惡性腫瘤等嚴重問題。

另一方面，戴奧辛也具有環境荷爾蒙的特性，因此帶有生殖系統毒性。即使暴露量極低，環境荷爾蒙仍然可以對生化與細胞作用機制造成巨大影響，導致發育不全、免疫和生殖系統不良、甚至是突變，對嬰幼兒成長時期傷害最大。由於戴奧辛在自然環境中相當穩定而不容易分解的特性，除了直接的空氣接觸，主要是透過日常生活中的蔬果、穀物、動物吃的牧草，經由食物鏈而被人類攝取。戴奧辛主要是儲存在脂肪中，因此愛吃肉類的朋友特別容易把戴奧辛給吃進去。

在環境面上，台灣最早的戴奧辛問題發生在被用來作爲農藥生產的五氯酚，造成中石化安順廠的汙染問題；二〇〇四年，台南社區大學委託成功大學的人體檢測中心進行研究，發現安順廠附近地區居民體內的戴奧辛濃度偏高，甚至達到三〇八．五三三皮克／克脂肪（pg/g fat，皮克是公克的 10^{-12}，意即一萬億分之一克），是台灣測量出來的最高值，更不光彩地刷新了世界紀錄最高值。在食品面上，首起戴奧辛案例則是一九七九年的多氯聯苯汙染米糠油事件，該事件也是台灣食品衛生管理的一個轉捩點，本章後面將有詳細說明。

戴奧辛的毒性怎麼換算？

由於戴奧辛在一般環境中主要是以混合物的形式存在，所以爲了能夠進行毒性的評估，國際上主要是將其毒性換算爲戴奧辛中最毒的「2,3,7,8-四氯聯苯戴奧辛」（2, 3, 7, 8-TCDD）的量來計算，也就是「毒性當量」（toxic equivalent quantities, TEQ）。而將各種戴奧辛的毒性當量與上述四氯聯苯戴奧辛相比所得到的係數，就被稱之爲「毒性當量因數」（toxic equivalent factor, TEF）。

重金屬的土地汙染和農藥

我們環境中的這些汙染物數值，儘管已經降到科學家們判定為相當安全的數值，仍然還有殘存，尤其是在較少被翻動的河川底泥裡。

《看見台灣》這部紀錄片的空拍攝影中，呈現出後勁溪水受汙染後惡水滾滾的景象，叫人看了心頭發顫。影片上映後的連鎖效應是啓動一系列的追查，要找出破壞台灣環境的「凶手」。最終追查到半導體大廠日月光偷排廢水和造假，引發軒然大波。然而，這僅是汙染的冰山一角。

台灣的土地汙染史上，重金屬占了非常重要而不光彩的篇幅。早期台灣社會重視工業發展，除了廢棄物的棄置和廢水的排放，工廠四散於農田間也加重了重金屬滲入食品原料的機會。廢棄物，如煉鋼之後的廢爐渣，雖然早被要求必須加以管制，但在二〇一四年的宜蘭、二〇一三年的彰化伸港、二〇〇九年台南後壁等地，都發現廢爐渣被惡意棄置或隨汙水排放，導致當地的重金屬如銅、鉻、鉛等含量超標的情況。

至於工業廢水，在早期未有嚴格管制的情況下，加上工廠散布於農地上，常造成廢水順著農田灌溉渠道汙染土壤，並且長久淤積成底泥。由於重金屬不像有機化合物，並不會慢慢分解而衰解，如鎘的半衰期就長達十到三十年，因此汙染的影響時間就變得相當長。環保署自一九八三年迄今的調查顯示，目前已達土壤汙染管制標準的農地面積約四〇八・七八公頃，其中又以彰化縣公告的面積二三〇・八頃爲首，其次爲桃園縣的六六・九二公頃，新竹市面積則爲三五・九三公頃，居第三位。

✔水能載舟，亦能覆舟

台灣在一九五〇年代進口了DDT、BHC。早期它們是被用來對抗台灣的瘧疾，成果斐然而成爲公共衛生史上一個光輝的紀錄。一九五二年又引進了國人熟悉的巴拉松，雖然成功降低了害蟲對農作物的損害，但在大量使用和因爲害蟲的抗藥性而不斷提高劑量的情況下，使得農藥殘留變成一個常見的食品安全問題，也導致持久性有機氯化學物質累積在台灣的環境中。一九七〇年代，根據斯德哥爾摩公約，各國禁用了大部分危害性最高的化學汙染物，也包括限制DDT和BHC的使用量。而我們環境中的這些汙染物數值，儘管已經降到科學家們判定爲相當安全的

資料來源：行政院農業委員會動植物防疫檢疫局農業資訊服務網

年	有效成份（公噸）	銷售量（公噸）	銷售值（千元）
1987	9,561	36,181	4,664,114
1988	9,825	36,604	4,477,789
1989	10,695	42,088	4,827,860
1990	10,856	41,982	4,871,772
1991	10,436	41,843	4,680,234
1992	11,407	43,614	5,106,125
1993	11,159	44,943	5,593,923
1994	10,604	47,377	5,787,337
1995	9,432	41,977	5,872,054
1996	9,954	43,509	4,076,042
1997	9,364	42,966	4,951,692
1998	8,931	39,250	5,112,883
1999	11,441	35,044	5,431,349
2000	9,016	36,846	5,428,790
2001	8,476	39,597	5,768,725
2002	10,547	42,123	5,551,730
2003	10,143	39,913	5,511,320
2004	9,703	37,307	4,890,782
2005	9,228	36,529	4,694,369
2006	9,015	37,393	4,783,607
2007	9,492	38,614	5,324,062

表3-1 1987-2007 年台灣成品農藥銷售情形

數值，仍然還有殘存，尤其是在較少被翻動的河川底泥裡。

面對日趨嚴重的農藥殘留問題，台灣省衛生處建立了農藥殘留量檢驗室，並且在管制上開始關注農業的用藥量和農作物上的農藥殘餘量。台灣民眾也越來越習慣與農藥共存：媒體時常報導如何正確處理蔬果、如何洗滌菜葉的知識和小技巧；大眾也開始接受蔬果上蟲蛀的痕跡，認爲那是沒有施灑農藥的象徵；甚至有許多人開始過著「有機」的生活，堅持食用無農藥的蔬果。

根據上表，我們可以看見台灣的農藥有效成分使用量大概都維持在九千公噸以上，銷售值則略爲上揚。但是我們的可耕地面積逐年下滑，從原有約一百萬公頃的可耕地面積（以及河川新生地一・三萬公頃和海埔新生地〇・四萬公頃），逐漸下滑至一九八八年約八十九・五萬公頃，二〇一二年則約剩八十・三萬公頃；而有機耕種面積到了二〇一二年，也不過〇・五五萬公頃。[2][3]相較於一九八〇年代每公頃施作約三・四公斤的農藥，[4]可耕地減少的情況自然造成農藥使用日趨濃縮，集中在越來越少的可耕地上，到了二〇一二年平均每公頃的農藥施作量達十二公斤。[5]

然而，農藥的主要來源基本上掌握在國外大廠手中，例如，著名的農藥年年春（Roundup）即爲孟山都公司（Monsanto Company）在一九七〇年開發的產品。再以永續會二〇一二年「永續發展指標」爲例，我國一年生產與進口的農藥使用有效成分爲一二一二〇．二一一公噸，其中由國內生產的農藥成品有效成分總量爲八九五五．九八九公噸，進口農藥成品有效成分總量三一六四．二二二公噸，進口農藥僅占我國農藥使用量約四分之一。但我國農藥製造商多爲中小企業，缺乏新藥研發的能力與經費，因此主要是生產專利過期之產品的成品加工廠，農藥原體（即農藥原料）的進口占國內需求量八成以上。[6]也就是說，我國的農藥主要仰賴國外業者，台灣境內對於農藥的基礎工業並未隨著農業的轉型而提升。

世紀之毒戴奧辛

多氯聯苯的毒性那麼強，為什麼政府允許它進口使用？
日本在一九六八年就發生過類似事件，為什麼十一年後的台灣仍然重蹈覆轍？
答案再簡單也不過了。那就是：政府沒有盡到嚴格把關的責任。[7]

✔多氯聯苯事件引發食品衛生改革

一九七九年四月，台中縣大雅鄉（今日的台中市大雅區）的惠明盲校陷入一片恐慌，多名師生不僅皮膚變黑，還冒出許多像疙瘩一樣的青春痘，這些疣狀凸起還會流出惡臭分泌物，患者則覺得又痛又癢。這些痘痘不但不是青春期的特徵，還毀了許多人的青春。後來他們總算知道這些痘痘叫作「氯痤瘡」。若合計惠明盲校的師生以及大雅鄉和彰化地區的居民，總共約有兩千餘人受害。

這個事件最終被懷疑可能是業者生產米糠油的過程中熱交換器管線破裂，導致多氯聯苯滲出並造成汙染。多氯聯苯是一八八一年於德國的實驗室中被合成出來的化學物質，一九二九年美國的孟山都公司加以大量製造生產。然而，一九三三年，人們發現多氯聯苯對健康有所危害，但由於它的化性和熱性安定，意即其耐酸耐鹼、不易氧化也不易燃燒和不易導電，而且因爲比重大於水因此也不溶於水，又能反覆使用，所以被大量用於製造電容器、變壓器、熱媒、幫浦液、複印紙及塑化劑等等。[8]多氯聯苯在工業使用中通常不會與人體產生接觸，因此一開始並沒有嚴格的限制。例如，日本的多氯聯苯使用量就從一九五四年的兩百噸驟升到一九七一年的五萬噸。[9]

不過科學家們逐漸意識到多氯聯苯存在於環境中的危險。多氯聯苯加熱以後會產生極毒的戴奧辛化合物，進而影響到人類。尤其在一九六八年日本的「油症」（Yoshu）事件爆發，導致嚴重的皮膚病和黑嬰（可樂兒）等問題之後，日本在一九七五年禁止製造和輸入多氯聯苯，美國則是在一九七八年全面禁用。台灣雖然在一九七一時將多氯聯苯管制為電子工業的工業原料，並且必須經過申請才能使用，但最後仍然流入一般的民眾生活中，造成一九七九年一連串的憾事。

當時的台灣，無論是科學檢驗的方式或是政策機制，都是第一次碰到如此棘手的難題。事件發生之初，台灣省衛生處派員採樣化驗的結果是「食物沒有問題」，直到請來日本北九州大學的公害專家大井玄取得樣本檢定後，才發現是多氯聯苯中毒。[10]一系列的皮膚病症以及一九七九年九月底的食用油問題爆發，[11]才確認多氯聯苯是致病的主要原因，而這個調查結果距離惠明盲校的恐慌現象揭露已經有近半年的時間了。

一九七九年十二月，衛生署召開了「食品業者製造、調配、加工、販賣、貯存、食品場所及設施衛生標準」草案會議，[12]並且通令工業界禁用多氯聯苯；然而，這個時期負責食品安全檢驗的單位是衛生署藥政處食品衛生管理科，其轄下卻只有三名人員。[13]雖然衛生署在事件擴散後八個月展開一系列補救行動，並且檢討官員責任，但在民情沸騰以及專家跳出來指摘下，到了一九八〇年四月，經濟部長才指示工業局與國貿局，「無論任何工業都不准使用多氯聯苯」。[14]

事件之後，一九八〇年五月衛生署提出「加強食品衛生管理方案」，當時的食品工業研究所所長馬保之提出回應，認為食品的「一般品質」及「衛生品質」的監督機關權責不清，而且食品衛生管理法的管轄範圍仍限於「人吃的食物」，因此動物飼料並未被納入，而且食品公開標示仍然不夠詳盡，亦無機關負責。在這樣的混亂狀況下，衛生署對食品管理的態度，「給人們多一事不如少一事的印象，對管理上存在的問題，很少主動去發掘，對已被揭發的事件，多少存有大事化小、小事化無的心態……其實衛生署今日在食品管理上組織欠當，人手缺乏，還不是當年編制設計時，自己種下來的前因，才得到今天的苦果。」[15]

面對無管制能力及人力過少的批判，衛生署將其藥政處食品科擴大，並統一藥政、防疫和環境衛生三處的食品衛生相關業務，成立食品衛生處；接著擴大衛生署藥物食品檢驗局的編制，增加食品檢驗及稽查人員。台灣省衛生處第四科藥政科、台北市衛生局第二科環境衛生科及高雄市衛生局第三科衛政科的食品股則增設或擴大為食品衛生科，賦予食品衛生管理專責，同時增加台北市、高雄市衛生局的檢驗人員編制。縣市部分：台灣省各縣市衛生局一律成立食品衛生課，原屬環境衛生課或藥政課的食品衛生業務，全部劃歸食品衛生課集中辦理，以統一事權，並增加食品檢驗人員的編制。[16]省政府轄下的衛生處與衛生局則進一步增加對多氯聯苯的檢測。

多氯聯苯是激起台灣民眾關心食品安全問題的一個里程碑，不僅關心，也對官僚體系產生質疑。一九八〇年七月，國科會為因應食品汙染問題而舉辦首次的「食品汙染物分析法講習會」，促成食品運動的推手「消費者文教基金會」於一九八〇年十一月誕生，也讓消費者保護法草案獲得正視，[17]以及推動行政院衛生署環境保護局的成立。然而，衛生單位與環保單位的分流並不是工業汙染與食品安全問題的分水嶺，反而是糾結的管理脈絡被揭露的第一條線索。

✔進一步的管制

戴奧辛最主要的來源是一般廢棄物和產業廢棄物在焚燒過程中因溫度不夠而導致不完全燃燒，以及工業製造過程中所產生的副產物。前者在台灣最出名的例子就是一九九〇年代的焚化爐爭議，以及在台南和高雄等地的工業燃燒廢五金所造成的空氣汙染。此外，過去工業製程中像是五氯酚（農藥）、染料和印刷等也都會產生戴奧辛的副產物。

一九九九年，台北木柵焚化爐的廢氣排放被人發現戴奧辛超標，引發人心惶惶。二〇〇三年，高雄大發工業區一家醫療廢棄物焚化爐所排放的廢氣，其戴奧辛含量更是超過環保署的標準值兩百倍，引發當地居民扔雞蛋抗議。二〇〇五年，台南地區的中石化安順廠的戴奧辛汙染嚴重到附近的竹筏溪都無法捕魚，於是政府禁止當地原來的養殖漁業活動，引發在地居民的抗議，因爲他們突然失去維生方式。

從一九九七年開始，台灣政府就陸續制定了包括焚化爐、煉鋼事業、廢棄物處理、汽電共生等固定汙染源的戴奧辛管制法規。從下圖我們可以發現針對空氣汙染和環境汙染的嚴重性，政府從二〇〇二年左右就開始逐步管制，戴奧辛的空氣排放量跟著

表3-2　台灣地區歷年來戴奧辛排放量變化趨勢圖[18]

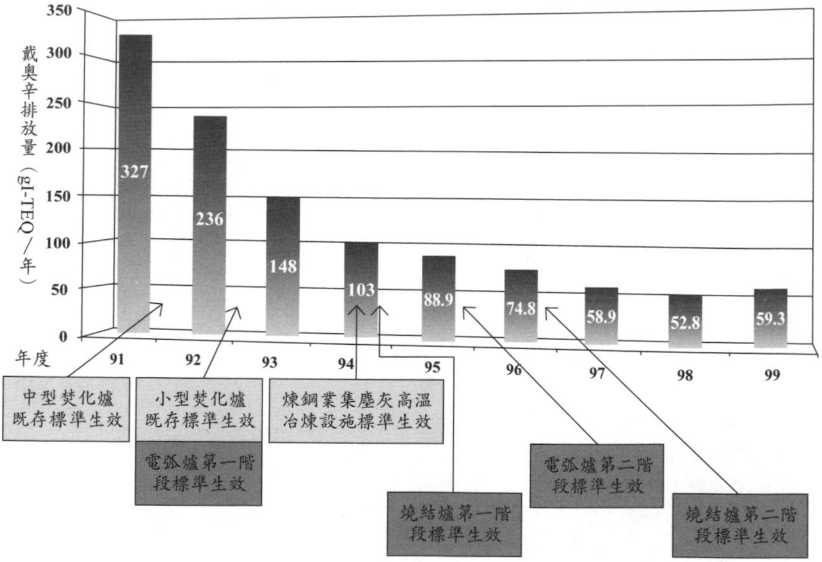

快速下降。

然而，空氣汙染降下來了，卻沒有阻止戴奧辛進入我們的食品生產鏈。事實上，戴奧辛進入人體的管道很多，包括空氣、水源、皮膚接觸、生活、職場，但是人體吸收的戴奧辛有百分之九十至九十五是透過食品攝入的，其中又有將近八成的暴露量來自於動物性食品。[19]

食品中的戴奧辛濃度非常低就足以引發一連串問題。一九九九年，比利時酪農業的飼料遭受戴奧辛汙染的事件，在台灣曾經引起一陣恐慌。當時僅僅約一克的戴奧辛，就能汙染將近五百噸的飼料，造成各種農業產品都受到汙染，導致可能從四十到八千人因此罹患癌症。[20]一克相對於五百噸，含量只有約十億分之一，卻已經迫使當時的衛生署食品衛生管理處建立臨時的每日耐受量。雖然如此，當時台灣尚未有完整對於戴奧辛在人體內含量的膳食和影響調查，因此並未建立一套完整的監測和預防體系。

二〇〇四年，衛生署剛宣布台灣食物中的戴奧辛含量符合 WHO 標準；同年五月十七和十八日，媒體就揭露實際上有兩個品牌的產品戴奧辛含量超過歐盟標準，但沒有公布產品名稱。由衛生署委託清大凌永健教授所做的背景值調查研究計畫，透過北、中、南、東的超市賣場及傳統市場的實地調查，顯示南部牛肉戴奧辛含量較其他地區高，肉雞的戴奧辛含量低於土雞，但雞肉的戴奧辛濃度又低於鵝肉和鴨肉。[21]如前所述，戴奧辛與廢棄物和空氣汙染有關，而台灣南部家禽和家畜肉品的戴奧辛平均濃度較高，在養殖技術大致相同的情況下，似乎暗示了南部的養殖環境較其他地區來說可能受到較多的戴奧辛汙染，也預告後來在中南部的戴奧辛鴨事件。

二〇〇四年五月二十四日，立委與環境品質文教基金會共同召開記者會，要求衛生署公布戴奧辛平均濃度超標的品牌，但遭衛生署拒絕。當時的食品衛生處處長在電視上公開回應，認為雖然檢驗值偏高，但仍然在 WHO 的標準範圍之內。後來在環境保護團體的強大壓力下，衛生署公布了兩個超過歐盟乳製品戴奧辛最大容許值的商品品牌。食品衛生處長表示，戴奧辛已布滿我們的生活環境，並以不同程度存在於我們的食物中，衛生署以實證風險評估的觀點來看待風險溝通，認為現階段並無危害的特質。儘管如此，此一風波迫使國內的乳品業者開始改以國外進口的牧草來養殖乳牛，國內鮮乳的戴奧辛含量很快就下降了。

近十年來，由 NGO 和衛生署所發布的報告都顯示，國內鮮乳的戴奧辛含量皆符合目標值或是更低。但是類似的隱藏消息的管制爭議，仍然使得食品衛生單位的信譽受到批判。舉例而言，二〇〇五年三月二十四日，進口自法國的 CELIA 嬰兒奶粉被懷疑遭到沙門桿菌汙染，因此法國在台代表處緊急通告衛生署，衛生署也立即要求供應商將部分貨品下架。然而，這項資訊卻直到四月十八日才被公布，引發消費者的抗議與恐懼，消基會也抨擊衛生署欺騙社會大眾和延遲公布訊息。食品衛生處的回應則是：「延遲發布訊息是因爲當時正在積極調查受汙染的品牌和產品，不希望造成不必要的恐慌。我們確信在處理此議題的措施上無庸置疑。」然而，在消費者團體的共識和壓力下，衛生署和食品衛生處後來也向大眾道歉，並表示將檢討風險溝通，但食品衛生處仍覺得自己的努力已達八十分。

即便不斷出現食品戴奧辛含量過高的爭議，但直到二〇〇六年政府才設置了食品中的戴奧辛管制標準。然而，政府並未思考整個食

歐盟的戴奧辛管制標準：

歐盟在二〇〇二年七月公告乳製品中的戴奧辛標準，將其依照毒性當量分成三個等級，分別是最大容許值（maximum level）、行動值（action level）、目標值（target level），以世界衛生組織的戴奧辛類化合物（PCDD、PCDF、PCB）的毒性當量比值爲基準，單位是皮克／克脂肪（pg/g fat，皮克是公克的10^{-12}，意即一萬億分之一克）。

歐盟的最大容許值是三，超過這個值就要趕緊下架，不適合人類繼續食用。行動值爲二，在行動值和最大容許值之間的乳製品，應該要採取行動、斷絕汙染的根源，因此被命名爲行動值。目標值爲一，則是防治戴奧辛汙染乳製品的目標。

品生產鏈的問題，不僅沒有針對動物飼料進行管制與檢驗，也沒有因此限制廢棄物棄置的問題，因此間接地讓二〇〇五年、二〇〇九年出現多起戴奧辛鴨蛋、鴨肉事件。戴奧辛仍然是潛藏於整個環境汙染下的隱形殺手。

✔從無管制到有管制，從有管制到把問題藏起來

過去的食品、環境和健康相關問題的發生，主要原因都是缺乏管制機制。沒有法律訂定檢驗方式、檢驗標準，乃至於生產方式、製程和認證等等。在環境汙染食品的問題上，基本上台灣政府是不斷地「學習」，從「忽視」或「無知」，到不斷遭受民眾抗議和抗爭而被迫「知道」，然後才設立管制辦法。例如，一九六〇年代的工業廢水汙染造成附近的農漁民抗議，政府卻直到一九七四年才修訂水汙染防治法和制定食品衛生管理法草案。接著，一九七九年爆發多氯聯苯米糠油事件後，政府才展開「加強食品衛生管理方案」。一九八〇年代的鎘汙染延續至今，但地下水與土地汙染的管制直到二〇〇〇年左右才有法源。一九九二年發生的汞魚爭議，則使得相關資訊反而更不公開。

當科學儀器（硬體）和檢驗機制（軟體）不斷升級，原來科學無法弄清楚、講

明白進而解決的問題，已經不再是問題了，結果反而凸顯出政府在管制行動和政策上還停留在早期重商的思維，也曝露出行政上的無效率，甚至是以降低公眾恐慌之名而刻意隱藏、避免公開證據。像是一九九〇年代末至二〇〇〇年初這段期間的焚化爐抗爭活動，[22]歷經了數次食品受戴奧辛汙染的問題，卻直到二〇〇六年才設置食品中的戴奧辛管制標準。具體而言，政府面對問題的思維，可以說是小看民眾的擔憂與能耐了。

二〇〇五年六月十一日，媒體揭露衛生署隱藏鴨肉與鴨蛋遭到戴奧辛汙染的訊息。其實早在二〇〇五年二月間，衛生署在執行超市的抽驗中，就已經發現來自彰化線西的鴨蛋含有過量戴奧辛，相關單位雖然立即銷毀有毒的鴨蛋並關閉養鴨場，仍不願對外公布資訊，直到二〇〇五年六月，衛生署發現受汙染的鴨蛋已經流入市面才不得不公布。而食品衛生處則再次否認隱匿資訊，認爲發現問題是爲了解決問題，而非引發民眾無意義的恐慌，所以寧願在通知大眾前先銷毀所有的鴨肉和鴨蛋。但媒體與大眾仍然質疑衛生署、農委會和環保署，明明四個月前就知道問題，卻拿民眾的健康開玩笑。該爭議又將戴奧辛的汙染源指向台灣鋼聯。

台灣鋼聯自二〇〇一年開始營運，二〇〇三年七月環保署就發現其排放的煙霧戴奧辛濃度高到一五〇 ng-TEQ/NM3，百倍於歐盟標準〇．四 ng-TEQ/NM3，甚至到二〇〇五年二月時，更高達二八二 ng-TEQ/NM3。由於缺乏相關的戴奧辛排放標準，環保署只能對台灣鋼聯開罰。就經濟面而言，台灣鋼聯屬於「挑戰二〇〇八國家發展計畫」之一，因此經濟部工業局指出，如果關閉台灣鋼聯將會導致全台的爐渣無處可去而造成更嚴重的問題。台灣綠色和平組織則指出，環保署從二〇〇三年開始針對台灣鋼聯開罰，卻從未告知或警告大眾相關的汙染問題。當戴奧辛鴨事件爆發後，環保署自二〇〇五年十月開始緊急強制執行戴奧辛排放管制，二〇〇六年一月台灣鋼聯的自我檢測報告出爐，戴奧辛排放濃度已從二五一 ng-TEQ/NM3 降至一．七三 ng-TEQ/NM3；到了二〇〇六年八月十二日，環保署宣布台灣鋼聯已達到最嚴格的〇．四 ng-TEQ/NM3 標準。

二〇〇五年八月十六日，農委會、環保署和衛生署曾召開聯合記者會，但當環保署提到戴奧辛汙染源可能來自動物飼料時，農委會立刻反駁並認爲汙染源來自台灣鋼聯。二〇〇五年九月二十七日，立委揭發彰化伸港的鴨肉和鴨蛋受到戴奧辛汙染，調查亦指出政府單位早在二〇〇五年八月便已知道狀況，卻繼續隱匿。在這段期間，至少有三千隻受汙染的鴨子流入市面，數以萬計的鴨蛋準備出售。在回應公眾的恐慌和批評時，食品衛生處表示，根據 WHO 標準，每人每月的戴奧辛耐受量爲七十 pg/kg（皮克／公斤），也就是說，一個六十公斤的成年人每月的耐受量爲四二〇〇 pg/kg，大概等於一個月吃十二隻鴨子也沒關係；若是鴨蛋，則假設一個人吃了七十顆含十皮克戴奧辛的鴨蛋才會超過 WHO 的標準。這種言論再度遭到批評後，食品衛生處才改口表示戴奧辛會殘留在鴨肉和鴨蛋中，因此最好一個月不要吃超過七隻鴨子或四十顆鴨蛋。而對於這種種回應，連農委會的官員私下也表示無法認同，表示乾脆直接呼籲民眾那陣子別吃鴨肉和鴨蛋還比較好。

✔是鴕鳥心態還是刻意忽略

政府單位其實很希望所有的食品問題都能夠在內部就解決掉，不用登上新聞媒體，更不要讓民眾知道。可是這種「最好在發現問題的時候就已經解決問題」的模式，若是小問題或許可以這樣操作，但碰上嚴重的食品問題，則可能適得其反，引發更劇烈的恐慌。上述的戴奧辛鴨蛋就是如此。

政府常常在遭遇一連串的抗爭後，才被迫反省。例如，國內最早的汙染抗爭是急水溪汙染事件，因為當地漁民的長期抗爭，才有水汙染防治法的立法。[23]當時參與調查的成大環工所教授溫清光曾提到：「在三位漁塭面積較大的塭主帶領下，一百多位漁民拿著旗子到各工廠抗議及相關單位陳情。在民國五十幾年的戒嚴時期，這是相當重大的事件。」[24]而如果沒有抗爭，就無法推動管制。

再以鎘米爲例。瞿宛文教授亦指出，經濟發展優先的模式使得工業汙染被忽視，自一九六〇年代起提倡農村工業化，卻導致工業汙染深入農村。[25]而早在鎘米事件爆發前，糧食局就已知道高銀化工附近的糧食受到汙染，才讓高銀化工自行收購附近的稻米轉作老鼠藥。[26]直到桃園縣衛生局連續三年測得過高的含鎘量，且消息見報後，農委會、環保局、衛生署及糧食局等單位才願意負起責任，即使如此，它們最關心的仍是如何讓這批毒米發揮經濟效益。[27]

對於各種環境與健康風險，台灣政府並不一定是「無知」，但其治理模式是以政治作爲感知：如果沒有抗爭，就看能不能息事寧人吧！即使是面對不確定性較低而可加以管制的風險，政府仍傾向維持舊制度的運作。這種作法就像是把自己的腦袋埋在沙堆裡的鴕鳥作爲，而德國社會學家 Ulrich Beck 將這種「假」無知稱之爲「無意願知道」，認爲唯有經過危機爆發，透過政治的不安定，也就是民眾的擔憂和產業的抗爭，才能改善其治理。

再者，台灣政府並沒有能耐治理在制度檢驗流程以外的危險訊號。我們的政府除了「無意願知道」，也很有可能是「無能力知道」。因爲政府的治理行爲傾向維持既有的調查與檢驗；制度外的所有異狀，都被合理化爲「非異常」的訊號。多氯聯苯、三聚氰胺事件等都是政府被動感知的問題。台灣其實沒有足夠精密的儀器能夠測得到「零」（zero）的三聚氰胺值，只能測到二・五 ppm 以下被稱爲「無」（null）的值；同樣的，實際上也不可能得到「零」風險的治理。二〇〇九年的三聚氰胺風暴過後，國際間的公定分析化學家年會（AOAC International）的首要議題便是如何分析食品中的不明汙染物。[28]但實情是，基於人力和資源不足，再加上忽略不確定性，台灣的食品風險治理仍是力有未逮。

雖然我們不斷訂定法規控管環境和食品，但法令常常跟不上不法商人的腳步。眞正的問題在於政府是否願意開誠布公，即早將問題揭露出來，安排各種調解問題的步驟，並且警告民眾，再從社會面廣納各種解決辦法。如二〇〇五年石斑魚中含有孔雀綠事件、二〇〇八年三聚氰胺事件、二〇〇九年砷油事件，以及多起美國牛肉進口爭議，台灣政府要不是隱藏資訊，要不就是呼籲廠商「自行送驗」，就是不願意早一點公布資訊，讓人們可以在科學檢測的結果出來以前，先行避開健康風險，也降低政府的政治風險。

制度破壞信任

一個可以被信賴的食品安全管理體系，必須具有可信的來源、更透明的科學溝通、對大眾安全更強的表現方式、調查結果的可取得性……

幾次的食安事件中，我們可以看到專家、官員和一般大眾在風險感知上有極大的落差，在缺乏耐心的討論下，就會發生彼此對立、攻訐又荒謬的情況。例如，關於混油和原料過期的問題，專家認爲這些情況是不被允許的，但是這種違法行爲所帶來的健康衝擊與風險對人體來說是相對小的。而政府官員從治理者和專業的角度來看，認爲比起其他食品問題，混油是相對來說健康風險較低的問題，於是轉而將心力和資源投注在其他的食品問題上。但是對大眾而言，專家的說法常被視爲是風涼話，沒有考慮到長期食用、不同族群（像是幼兒、癌症患者），以及大眾對於食品安全的期待——大眾期待的不是風險低的違法產品，而是無風險的合法產品。

民眾不會因爲只吃到低劑量的餿水油或是地溝油而感到慶幸，而是期待用油的安全與安心。專家習慣看比例、量測風險，認爲風險感知是一個機率乘上危害的概念。但是民眾的風險感知是有或無的概念，有風險就是有風險，就算眼前的飲用水只加了一滴糞水，哪怕裡面的微生物、毒素微乎其微，就是不能喝的水。專家將民眾斥爲無知，民眾視專家說法不知民間疾苦，彼此都陷入了風險感知上的迷思，只期待說服對方、要求對方，缺乏溝通。尤其，專業者，如學者、食品技師和管理食品藥物的官員，如果自恃專業而忽視不同的風險感知，結果就是民眾對政府和所謂的「專家」不再信賴。

因此，專家的意見到底應該什麼時候提出？要如何吸引民眾的興趣，進一步了解其自身的風險？這是非常重要的問題。解決民眾對於食品風險感知的問題，降低可能的恐慌，同時進行解惑、釋疑，並將追查與研究的進度以民眾所能理解的方式公布，這是一個需要耐心、透明公開且不斷嘗試與錯誤的溝通過程。但這麼做絕對比當前這種無良黑心的企業、不食人間煙火的專家、高高在上的官員和憤怒不解的大眾之間的嚴重對立更好，也有助於改善信任。專家以其專業見解輕忽非專業的大眾，這種態度不僅不可取，反而持續加劇台灣社會的對立，也無助於發現和解決潛藏的食品問題。

而民眾透過歷次的食品問題也是不斷在增加知識（雖然是以一種不好的方式），在這樣的過程中去了解餐桌上每一樣食物的來源，試著理解專家爲什麼這麼說，以及政府行動的權衡基準是什麼。比起只是憤怒與恐懼，這麼做更有助於理解每天所攝取的食物，也有助於挑選食物的標準。

企業、政府、專家和大眾之間最重要的溝通管道，毫無疑問就是媒體。在過去的風險溝通中，政府往往採取科學教育或科普傳播的方式；政府所認知的主要目的在於教育「無知的」大眾。在這樣的過程中，風險溝通是單向的、上對下的，政府認爲民眾的認知有缺陷，所以需要政府教導，只要政府教得好、知識傳遞得好，民眾就不會有理盲而濫情的反抗。然而，這種單向傳輸的教育方式已經無法被民眾所接受，也受到大眾在日常生活中的經驗、價值和認知上的挑戰。此外，公民社會組織經歷數十年的運動和發展也建立起自身的論述和知識基礎。這些論述也是科學的對抗性論述，並且能夠根本性地質疑政府。這些發展都使得今日的風險溝通不僅是複雜的網絡，也是一場在爭議中呈現證據、分析、專業判斷、價值、常民知識的論述爭霸戰。

而媒體不僅是論述的主要戰場，同時也左右論述的傾向和論戰的曝光率。媒體對於報導的裁量，同樣會加劇問題的複雜性和不確定性，但我們又不可能不仰賴媒體作爲風險溝通的一環。媒體的過少報導和探討，可能導致一個重要的議題被忽視。媒體的過度報導則會導致風險在大眾的觀感中被強力放大，進而形成販賣風險恐懼的傳播方式。因此，媒體、學界、政府和利益關係人之間的動態平衡應該如何進行，仍需要媒體人的智慧來協調出最有利於整體社會的模式。

✔政府是食品風險的來源？

研究環境運動和社會運動的台灣大學社會系教授何明修曾表示，「重視經濟發展，而較不重視工業汙染和食品治理」這種發展主義的制度性背景，來自於國民黨政府在中央層級上「購買正當性的策略」，以及在地方上恩庇關係的酬庸；[29]他們傾向放鬆可能有害於經濟發展的管制。這種對風險「無意願知道」也「無能力知道」的思維模式，可能逐漸成為台灣政府管制機關的特性，最終變成一種「管制文化」。更重要的是，也將展現出如學者 Brian Wynne 和 Kerstinl Dressel 所言，由於國家和文化脈絡所誕生的無知，這些無意願知道的風險最終將變成無能力知道的風險。

政治權威為穩定社會經常會透過專家將許許多多的不確定性轉化為數值，使得原來不能計算和加總的事物被納入可計算的範疇。比方說，狂牛症的風險沒有劑量效應的強因果、也沒有足夠的流行病學調查來掌握，對致病的物質雖有了解卻不清楚確切的機制，僅能透過已發病的案例來猜測。然而，政府卻要求專家採用各種

「科學方法」，如致癌物質的推算、參考值、安全係數等作法，使得原來不清楚到底有多少的風險變成一個數值，然後政府和科學家便可以宣稱在這一數值以下是安全的、可貿易的和可食用的。這種說法受到世界各國民眾不同的質疑，原因無他，若推算方式失誤，對政客和專家們僅僅是名譽上的一道刮痕，對受害者卻是永久的健康損害。一九九〇年代以來，狂牛症和基改食品的爭議在歐盟社會中引起消費者團體極大的關注，但對比於台灣，有關食品的風險感知卻自二〇〇五年才開始發展；也就是說，直到最近，這種食品安全與風險感知才剛在我國萌芽。這或許是另一種後進國家與科技學習型社會的發展階段。

國外學者整理了加拿大、美國、英國、澳洲和紐西蘭共三十九篇有關食品安全的文章；其中有十九篇是同儕審查過、八篇媒體文章、八篇政府報告及四篇立法文獻。綜合分析後發現，大眾雖然期待安全的食品體系，但他們對現行體系沒有信心。一個可以被信賴的食品安全管理體系，必須具有可信的來源、更透明的科學溝通、對大眾安全更強的表現方式、調查結果可取得性，並且這套食品安全管理體系應該要具有內部協調性。30

除此之外，大眾之所以無法相信政府對於食品風險的資訊，常常是因爲政府部門雖然是風險管制者，卻也是風險製造者。政府透過政策、法令、細則和各種宣導與教育來管理食品風險，但相關資訊的溝通、風險管制的執行，常常無法落實，反而讓業者有機可乘。說穿了，讓業者自主管理卻沒有合理的監督機制，不過就是自毀食品安全的門戶。尤其是這樣周而復始的食品爭議，只會造成大眾對食品安全管制措施和對政府部門的信任逐漸下滑，讓大眾不相信政府有控制力、凝聚力、競爭力來處理食品問題。面對利益團體、廠商、乃至於國外政府和產業組織的要求，政府往往是「硬」不起來。

民眾爲什麼會在食品安全以及其他政策上如此仰賴政府，就是希望政府能監督、管理大眾缺乏知識和能力管理的部分。正如社會學家 Anthony Giddens 所言，生活在現代世界裡，我們不可避免地必須信賴專家系統給予我們意見。國外學者 Andrew Papadopoulos 等人從歐美的經驗來看，指出大眾信賴專家系統的層次，往往是以醫療社群的意見最受信賴，其次是地方公眾衛生機關，中央政府和省級機關往往不受信任。根據經驗，公眾很容易且經常感知到政府單位試圖要遮掩各種危機。政府試圖大事化小、小事化無的遮掩，反倒成了抱薪救火、火上加油，爲風險爭議再添更多矛盾，造成後續處理上更多的困難。

第四章

現代鍊金術：三聚氰胺、塑化劑與化製澱粉

要改善台灣的食品問題，根本之道就是對這種放鬆管制的治理文化進行審視與反思，重新將政府帶回到生產、製造和加工的食品生產鏈裡。

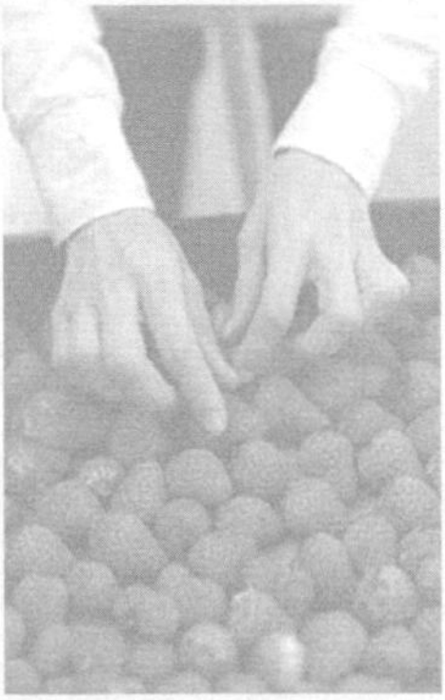

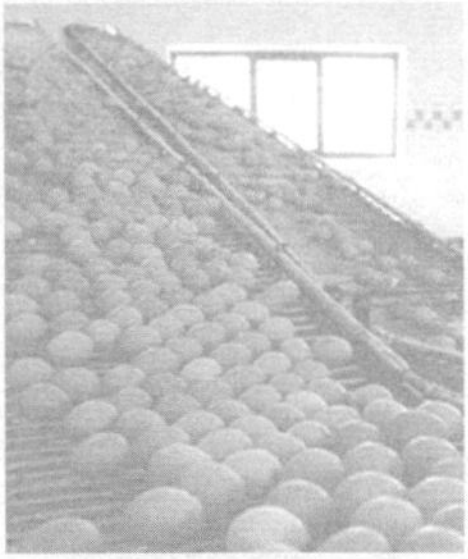

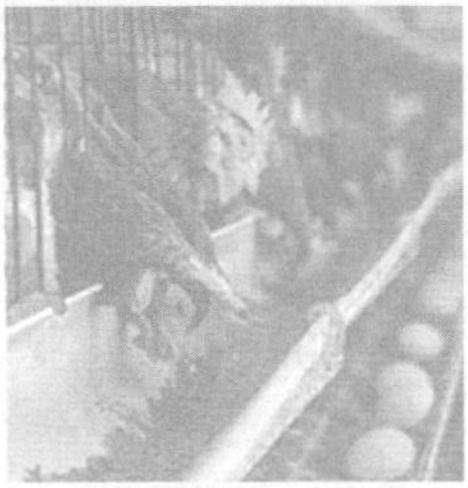

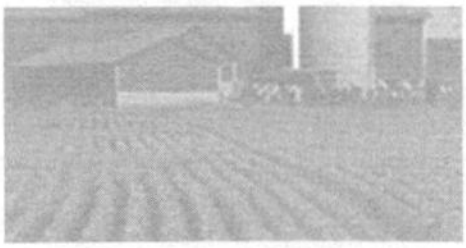

這幾年來台灣人是越來越熟悉食品添加物了，相關新聞不斷在電視上播放，從三聚氰胺、塑化劑風暴，然後是不會融化的冰淇淋、沒有米的米粉。曾幾何時，食品的新聞也變得聳動駭人。除此之外，我們時常會聽到亞硝酸鹽、染色劑或其他食品添加物過量的消息。逢年過節的時候，糖果或應景食品中出現漂白劑、防腐劑和其他相關添加物殘留超標的情況也時有所聞。許多父母擔心這些食品加工的產物可能會對孩子造成永久的傷害，像是生殖器的發育問題等等。可以說，台灣的食品安全問題都聚焦在食品添加物上。

然而，食品添加物並非十惡不赦的罪人。相反的，食品添加物在人類吃的歷史中一直扮演著重要的角色。它們爲我們增添不同的味道、保存食物、呈現出令人食指大動的食品色調、如魔法般創造無數香氣。人們很早就懂得使用鹽和糖來保存食物，並且使用各種香料調味，或是依照不同的地理和文化使用食品添加物進行食品加工，例如羅馬人在煮葡萄酒時會添加鉛以增加甜味，早期法國人曾經以砷來爲葡萄酒染色，墨西哥人使用石灰來加工玉米餅，印度人使用香料製作各種傳統食物。食品添加物並不完全是當代化學的人造產物，如著名的番紅花、也就是過去被稱爲藏紅花的昂貴香料，就被地中海沿岸的民族使用長達四千年之久。

當然，隨著時代的進步和食品工業的發展，過去一些食品添加物後來被發現是非常有問題的，像是鉛或砷等重金屬都對人體有害。而許多的食品添加物最大的功能可能只是以假亂眞，還會有使用劑量過高、殘留的問題。近代食品化學工業所創造出來的一些食品添加物，經證明會對人體造成損傷，例如糖蜜（cyclamate）作爲食品添加物與代替物曾經取代蔗糖而風行於美國市場，然而一九七一年研究發現，它在動物實驗中可能導致膀胱癌；又或者是酪黃素（butter yellow）曾經被用於乳酪的著色，可以使乳酪變成漂亮的金黃色，但一九三六年經實驗發現它在老鼠體內會產生肝癌而遭禁用。[1]

有時候食品添加物是必要的。例如，硝酸鹽或亞硝酸鹽作爲保色劑，能使醃製肉品常保紅色或淡紅色，也能抑制肉毒桿菌的生長，甚至在低量使用下，它本身便能爲肉品帶來特殊的風味而受人喜愛。[2]但另一方面，大量使用氮肥於葉菜類植物而形成的硝酸鹽，[3]其本身含有一定的毒性，而且會與肉類中的多種胺（amines）結合形成亞硝胺（Nitrosamine），可能使人產生肝、胃腸與肺等部位之癌症，但政府尚未制定殘留標準及將其納入常規檢驗。

因此，所謂的食品添加物「有毒」其實是一個相當微妙的概念。化學家會依據劑量原則來回答對化學添加物有所質疑的民眾：少量爲藥，大量爲毒。如果少了這些食品添加物，我們日常生活中的食物不一定比較安全，而且許多美觀的食物可能也會變得乏善可陳；但是使用這些食品添加物的風險就在於吃的安全性。食品添加物的利弊必須經過專家學者與公民社會加以討論，以及進一步的知識發展，才有可能被釐清，也必須透過對其用途的確認，才能知道利害關係。

基因改造的風險

這些「實驗室內的普羅米修斯」再一次地進行「不可能的任務」，企圖盜取天火以開啓人類宰制自然世界的知識……

基因改造（genetic modification），或者在中國稱之爲轉基因的技術，是世界各國相當重視的一項技術。尤其是在人類基因解碼、人類基因體計畫（Human Genome Project）之後，全球一度燃起對生物科技的狂熱。人們開始相信自己有機會能夠實踐造物主的創造，進一步而言，人類看世界的方式都不一樣了！在台灣，與基因改造相關的生物科技曾經是大學聯考的重點科系，如今雖然光環不再，但相關議題仍然不時出現在報章雜誌上。

運用基因科技複製人類、介入並改造動植物體，或發展農業、畜牧業與醫藥業，已經不是什麼稀奇的事了，更本質的問題應該是人類社會如何面對「基因世界」（gen-world）的來臨，及其對社會秩序、生態環境的嚴重衝擊。也就是說，這些「實驗室內的普羅米修斯」再一次地進行「不可能的任務」，企圖盜取天火以開啓人類宰制自然世界的知識，只是此次所盜取之火具有高度風險，而非僅是智慧之火，充分考驗著人類處理高科技風險的能力。

✔遺傳科學的瑰寶和風險

基因改造食品（Genetically Modified Food, GMFs）以及基因改造產品（Genetically Modified Organisms, GMOs）的說法經常被混在一起。常見研究者和媒體稱 GMOs 爲基因改造食品，但有些學者認爲必須加以區分。根據食品法典委員會和歐盟的法規來看，所謂的基因改造產品乃是指透過基因技術、而非自然增殖與重組的方式，導致其生物基因遺傳物質改變。基因改造食品則是利用基因改造產品的技術所獲得的可食用之造產品。因此本書在行文中兩者混用，基本上都是指基因改造食品。而目前全球已商業化的主要基因改造食品包含大豆、玉米、棉花等等。我國每年向美國進口大量的黃豆，據學者推估，其中至少七成是基因改造產品。4

基因改造食品是新興基因科技發展的一環，在一九九〇年代末於全球商業競爭的利益下攻占各國市場。但由於基改食品屬於高科技研發的範疇，有關動植物的田間實驗、生產及加工製成食品（或添加物）的安全性，涉及高度的科學不確定性，因而形成對人類健康、生態、倫理及信仰的衝擊與爭議。在此分述如下：

一，基因改造動植物是利用基因剪貼、轉殖的技術，可能造成食品蛋白質的變化，產生毒性，而人類長期食用基因改造食品，將面臨免疫體弱化的風險。

二，基因改造作物於田間種植時，由於特定基因表現（如抗除草劑基因），可能衝擊原有的生態平衡，如美國伊利諾州因耕種抗除草劑的基因作物，產生了大量「新」品種雜草的管理危機。類似的生態變異的風險也可能發生在基因改造動物的菌種變化上。

三，基因改造食品對特定過敏體質的消費者會造成食用的健康風險。目前的基改產品主要是基因改造作物製成的食品，但基因改造的動物、魚類也即將推出，不但對過敏體質者帶來危機，也可能造成醫療的複雜程度提高。試想，一旦過敏或食物中毒患者送至醫院，醫生將無法輕易就其病症資訊加以判斷與診療，因爲對患者所食用的產品無法確切掌握其基因改造的種源。

四，基因改造食品造成食物倫理的混淆，挑戰宗教禁忌與紀律。素食者、佛教、回教、印度教等宗教團體，將無法抵擋植入動物基因的基改食品所造成的混亂，而引發信仰倫理的危機。

五，若基因改造食品未詳盡且清楚的標示與規範，將引發消費者對日常信賴的健康、食物秩序的恐慌，進而對基改食品產生拒斥和抵制等強大的風險意識。

民眾對於基因改造產品的懷疑，可以用資訊與溝通的角度來討論。高科技的複雜性和風險不確定性，原本就不易爲一般人所理解和掌握；然而，高科技的發展卻必須以社會（接納）水平爲基礎。換句話說，科技發展越快速，越需要與社會進行互動和反饋。因此，資訊就成了科技與人文、科技與社會重要的中介（溝通）機制。全球生技產業的發展是新興「知識經濟」的重要一環，資訊溝通越充分，社會認知學習的過程也就越成熟，社會風險也就跟著遞減；反之，資訊越獨斷和封閉的社會型態，爆發的風險勢將無法控制。

也就是說，作爲知識經濟產出的基因改造食品，由於在科學與健康安全上仍有爭議，同時也牽涉到倫理、宗教與價值等民眾風險感知的問題，因此面對此種由新興科技引發的各種爭議，應導向一個充分溝通、對話的「學習型社會」。科技與社會要進行更廣泛和多元的對話，方能建立消費者的認知與判斷。而關鍵行動在於公民社會所凝聚的社會理性。從歷史經驗中我們可以看到，科技風險所觸及的高度危機，可以在風險溝通中化「危險」爲「機會」，人們要求科技決策透明化、溝通與發展共識，以社會的批判理性與科學理性進行開放的對話。

「我要長得像大樹一樣高」：三聚氰胺

我們越來越無法搞清楚眼前的「盤中飧」，究竟是粒粒皆辛苦？還是粒粒皆問題？吃下肚的東西會不會造成健康損害，甚或致死？

✔從母奶到奶粉

雖然並不是每個父母都期待自己的孩子生就「骨骼精奇，是天生的練武奇才」，但一定都希望孩子能夠「長得高、長得好、身體健康」。所以奶粉廣告的經典名句：「我要長得像大樹一樣高。」正呼應了父母對心肝寶貝的盼望。

奶粉並不便宜，而且經常因爲價格調漲而惹得民怨四起，但台灣早年的奶粉相對之下不僅比現在還要貴，甚至是有錢還買不到的。一九五〇年代以前，台灣有許多務農的家庭，婦女大多以母乳哺育嬰孩，購買奶粉來餵養小孩在當時是一件稀奇的事。不僅因爲奶粉是昂貴的舶來品，只有家境寬裕者才買得起；當時的奶粉數量也不足，就算有錢也不一定買不到。在這種情況下，有些母奶不足的媽媽只能以米湯或糖水來餵小嬰兒。

一九五〇至七〇年代，各項美援物資進入到台灣，也帶來 S-26、勒吐精（後改名爲力多精）等進口奶粉，牛奶和奶粉逐漸變成台灣人記憶中的一部分（或許對於乳糖不耐者則是痛苦的記憶）。當時許多學校會安排在早餐或午餐時間，給學生一人一杯牛奶，由於供應的主要是脫脂牛奶，許多人對其味道不敢恭維。電影《淚王子》中就有一幕學童拒絕喝牛奶而被罰站的故事。

不過說牛奶是美援其實並不正確，它們主要是來自聯合國國際兒童救難基金（UN International Children's Emergency Fund, UNICEF），而且雖然說是牛奶，但其實是脫脂奶粉沖泡而成的。台灣政府當時借助 UNICEF 之力實施「婦幼營養改善計畫」，建立包括免費供應牛奶的牛奶站及供應魚肝油等等，超過五十萬的台灣人受益。

除了進口奶粉，台灣本土原來以製造醬油起家的味全公司，也在一九六〇年成立乳業部，並且在新竹建立奶粉工廠。一九八〇年代左右，國外奶粉廠商紛紛擴大業務，並開始透過代理進口台灣，或是在台灣建廠生產奶粉。例如，雀巢的產品在早期進入台灣時，是由德記洋行代理進口及銷售，一九八四年才成立台灣雀巢股份有限公司，並在新竹湖口工業區設立工廠，一九八七年雀巢收回其所有產品的代理權，成爲台灣最大的外商食品公司。而知名的奶粉廠商亞培藥廠，其台灣分公司也在一九八三年成立。事實上，這樣的行動與台灣社會整體的產業和家庭結構的變遷具有相對應的關係。一九六〇到八〇年代間，台灣婦女開始跨入職場，蠟燭兩頭燒的職業婦女生活除了補足台灣經濟起飛的勞動力，也變成奶粉業者的無限商機。一九七〇到八〇年代間，各種添加營養配方的奶粉陸續進入台灣市場，並且號稱成分含量與母乳相近，消除了無法親自哺乳的職業婦女們的顧慮。此外，奶粉行銷也打入醫療院所。醫生或護士所推薦的奶粉品牌經常被家屬視爲最佳配方。再者，當時的社會風氣使得奶粉看起來是較爲現代和新潮的，餵配方奶也是某種財富與地位的象徵。

後來奶粉變成了大宗進品商品，因此台灣的衛生單位約莫在一九七七年開始進行抽驗，將不合格產品通知省市衛生局和個別廠商。食品衛生處成立後，專責處理食品安全、檢驗和輔導廠商，奶粉也交由食品衛生處管理。爲了了解奶粉的配方和營養成分，當時的廠商每三個月就要將奶粉產品送到新竹的食品工業研究所進行化驗，並由食品衛生處抽檢。

✔兩岸三地的毒奶粉恐慌

一九八〇年代，美國國會通過了「嬰兒配方奶粉」成分的國家規定，明確指出嬰幼兒的日常飲食中，蛋白質應該占每日攝取熱量的百分之十五，其中還必須包括十一種必需胺基酸。美國官方的規定一出，影響到各奶粉商的研發方向，也使得我國的食品衛生處開始緊急抽驗奶粉的配方比例。結果在一九八五年爆發味全公司的奶粉可能造成嬰幼兒低血鈣，原因則與前面所提到的奶粉成分「母乳化」的現象有關：在盡可能符合母乳成分的要求下，反而使得配方中的磷含量過高，而磷會影響鈣的吸收，導致飲用配方奶的嬰幼兒血鈣太低。低血鈣事件衝擊了當時的社會，尤其讓許多父母擔心孩子是否也有低血鈣現象，或是未來的骨骼發育會受到影響。

一九八六年，衛生署公告「嬰兒配方食品及供四個月以上嬰兒食用之完整配方食品應加標示事項」，要求不得有「人乳化」、「母乳化」或類似優於母乳的詞句，且容器及標籤不得有嬰兒圖片或美化嬰兒配方食品的圖片或文字，並應標示「如果調配不當將對嬰兒健康造成危害」這類警語。不過台灣人已經習慣喝奶粉，也相信奶粉中有多種營養添加物，更相信那是對人體有益和必需的。

美國官方所認定的蛋白質攝取量廣爲各國接受，因此中國官方便使用凱氏定氮法（Kjeldahl method），透過檢測有機化合物中的氮原子的含量來推算出蛋白質含量；這比起直接檢驗蛋白質的含量，是更有經濟效率的作法。但這樣的作法也給了中國不肖廠商魚目混珠的機會。這裡所混的「魚目」，就是二〇〇八年爆發的毒奶粉事件主角：三聚氰胺。

三聚氰胺含有大量的氮原子，它是一種白色幾乎無味的有機化合物，而且成本低廉、沒有急毒性，一般成人可以隨著時間將它排出體外。因此，雖然三聚氰胺不是可以合法使用的食品添加物，但在不嚴謹的例行檢查中添加三聚氰胺，只會讓檢驗者驗出大量的氮，藉此認定該批奶粉含有大量的蛋白質。早在毒奶粉事件爆發前，美國就曾在二〇〇七年發現其境內多起的寵物死亡案例，可能是因爲飼料加入了來自中國的蛋白粉。這些蛋白粉對於代謝能力較強的大型牲畜和成人較無影響，但是對於代謝能力較差的貓狗則是一場浩劫。

更叫中國家長心寒的是，這場浩劫蔓延到他們家中，導致食用這些奶粉的嬰幼兒受到健康損害，甚至死亡。而這場風暴居然也轉向台灣，引發一連串的恐慌。

二○○八年九月，中國三鹿奶粉添加三聚氰胺的事件，經歷數個月的檢驗追蹤終於紙包不住火，隨後中國國台辦才在記者會上宣布有問題的奶粉亦銷往台灣；二○○八年九月十七日下午，衛生署在清查之後認爲中國有問題的二十二家奶粉與相關乳製品廠商，僅三鹿奶粉有出口至台灣，並要求二十二間業者以及生產基地設在中國的雀巢與克寧等公司的產品暫停販售，[5]但問題很快就延燒到國內的加工成品，如麵包等。二○○八年九月二十一日，台灣金車公司在自行檢驗之後，發現旗下的產品亦含有微量三聚氰胺而向衛生署通報，衛生署在當天做出立即反應：即日起禁止進口任何中國乳製品以及植物性蛋白，並呼籲國內廠商「自行」送檢。[6]

三聚氰胺事件也突顯了決策與科學之間搖擺不定的情勢及缺乏溝通：政府快速地做出必須符合「零檢出」的決策，但食品工業研究所以及衛生署長出面說明其儀器最低只能測量出二．五 ppm 的含量，[7]因此設定二．五的檢驗標準值是合理的。但將三聚氰胺含量由原來的「零檢出」放寬爲二．五 ppm，反而失信於民，導致衛生署長必須下台。[8]在檢測儀器是否能夠檢測出二．五 ppm 以下的含量還不清楚的情況下，衛生署立即做出零檢出的決策；接著再因儀器和參考國外標準，把不應該被加入食品之內的物質訂出了每日耐受量，這種行爲說明了：衛生署從頭到尾對於食品添加物的不管制、不熟悉以及不負責任。

三聚氰胺其實早在毒奶粉事件之前就與台灣民眾的飲食生活息息相關，美耐皿（Melamine Resin）正是一例，它因爲可塑性高、耐用、耐熱、抗腐蝕、便宜、好清理等特性廣爲使用，而其材質便是以甲醛和尿素或三聚氰胺聚合而成。雖然食品衛生管理法及相關規範對於容器和食品原料都設定了管制目標，但實際上「食品器具、容器、包裝衛生標準」都沒有規範三聚氰胺溶出量的標準。[9]化工原料四處流竄，衛生署抓不勝抓、防不勝防，原因無他：三聚氰胺製作的產品實在太便宜了，便宜到有關當局睜一隻眼、閉一隻眼。無獨有偶，三聚氰胺也混入一般烘焙過程中的碳酸氫胺，而即使全台只有一間胺粉進口供應商，衛生署仍必須花上一段時間去追查近半數的胺粉流向；[10]部分學者也對碳酸氫胺這種物質提出致癌性的警告，世界衛生組織更早在二〇〇二年便提出警示。[11]

作爲化工原料卻流入食品原料的情事，早在食品衛生法立法的早期便已出現；[12]化工原料以非食品原料的品項進口再改成食品使用原料的案例也時有所聞。然而，無論是海關、標檢局或是衛生署的平日抽查，都不易發現這種情況，政府不僅無法對毒物進行預防性的管制，也因爲人力和經費的問題，使得檢驗變成非常「衛生」但不一定「安全」，也就是只抽驗大量正面表列且已知的危險物質，如防腐劑，卻無力檢測異樣的訊號，並早已放由業者自主管理。正因爲如此，食品災難發生時往往找不到負責的政府管理人員，因爲問題總是會回歸到人力、經費的短缺，形成一種惡性循環。

雖然三聚氰胺對台灣食安的影響是間接的，所造成的恐慌卻是直接的。在網路和媒體的資訊轟炸下，台灣人被炸出嚴重的焦慮和不信任感。焦慮是因爲我們越來越搞不清楚眼前的「盤中飧」，究竟是粒粒皆辛苦？還是粒粒皆問題？吃下肚的東西會不會造成健康損害，甚或致死？這種焦慮又因爲食品衛生機關的溝通方式和遲緩的回應而雪上加霜，進一步阻礙政府與社會大眾的協調與信任。

塑化劑風暴

政府基本上是以等待科學研究證據的出現以及追隨國外管制潮流來因應和處理問題，造成業者與民間單位的不信任與批評，最終導致無力監測生活中各式塑化劑的使用。

塑化劑風暴乃是指二〇一一年三月至八月間，由於食品添加物起雲劑中被非法添加了塑化劑，所導致的一系列管制、爭議、溝通、查驗、標準值設定的事件。所謂的塑化劑並不是指單一物質，而是極爲龐大的種類，事實上，經過塑化劑風波，最後訂出了每日可容許量者，共有 DEHP、DBP、DINP、BBP、DIDP 五種鄰苯二甲酸酯類（PAEs）物質。[13]

二〇一一年三月，食品藥物管理局在執行「加強取締僞劣假藥專案」時，對保健用品「DDS-1 六淨元益生菌」進行檢測，儀器分析結果除了顯示正常物質和異常物質的訊號外，還出現不名的異常訊號。後來確認這個不名訊號爲 DEHP（在事件中統稱爲塑化劑或可塑劑）。於是衛生署裁罰生產該產品的生技公司，但未對外公布警訊。

四月至五月間，衛生署行文台中市衛生局辦理產品下架、回收和銷毀的工作，但行政單位內部的風險溝通與管理並未提升到「緊急應變」或「危機管理」

起雲劑 vs. 塑化劑：

起雲劑和塑化劑是不同用途的物質。起雲劑是由阿拉伯膠、乳化劑、棕櫚油等混合製成，屬於合法的食品添加物，常添加在食品中作爲品質改良劑。它可以使不相溶的成分互相乳化，維持液體的安定性，調整液體的密度，使液體中的溶質均勻懸浮。在食品中添加起雲劑的目的在於保持濃稠與增添賣相。

而塑化劑的主要功能是讓塑膠軟化、加強其延展性和可塑性。因此塑化劑常被加入各種日常用品、玩具、雨衣和醫療用途的器具中。

的層級，只是以一個偶發的違法事件來看待這件事。後來台中市政府衛生局通報食品藥物管理局，該益生菌中的原料「優格粉」及「檸檬果汁粉」可能含有DEHP。至此，台中市衛生局才繼續追查生產原料的中上游加川興業，並通知彰化縣衛生局追查位於彰化的加川興業的上游廠金饌生化公司。而後食品藥物管理局從兩處得來的檢體中判定，是共同原料起雲劑中含有DEHP，並確認是購自昱伸香料有限公司，於是聯合新北市政府衛生局搜索昱伸及其下游廠商。

在這個階段，行政單位開始對資訊進行更深入的消化。接著，台中、彰化分別查出含有DEHP的各種原料的上游公司，經衛生署通報行政院後，事件才升級到行政院的層級，並且成立緊急應變小組來處理。例行性事務開始被視爲危機事件，風險的問題才有所著力；而最初這兩個階段最爲人詬病之處，在於問題通報與管理的速度遲緩，而且未發布任何警訊給消費大眾，或者說，並未釋出風險溝通的管道，讓可能潛藏的毒性物質繼續流通於大眾的食衣住行間。

衛生署在確認塑化劑爲惡意添加後通報行政院，行政院召開塑化劑汙染食品事件危機處理的第一次會議；食品藥物管理局也成立了「起雲劑含DEHP食品安全專案」緊急應變小組，從二〇一一年五月十九日到二十三日，衛生署會同專家學者召開記者會公布事件並進行了七場會議，五月二十四日由衛生署通報世界衛生組織。五月二十七日，衛生署公告「塑化劑汙染食品之處理原則」，規定運動飲料、果汁、茶飲、果醬／漿類、膠／錠／粉狀等食品，如果有使用起雲劑的情況，必須在五月三十一日零時前提出安全證明；另一方面，也宣布自五月二十八日起，於全國設立塑化劑汙染食品的健康諮詢門診。

後來板橋地檢署與新北市政府衛生局又查獲賓漢香料化學有限公司生產的起雲劑違法摻有塑化劑 DINP；塑化劑事件從健康用品一路燃燒到食品，接著蔓延到藥品。

塑化劑事件的第三階段是行政單位對問題做出反應的過程。先是衛生署發布了「塑化劑汙染食品之處理原則」；接著台北市衛生局的檢驗中發現第一起食品添加塑化劑 DBP 的訊息，[14]衛生署也在六月開始追查食品以外的影響，如醫療器材以及中國大陸進口之產品等，陸續公布資訊及應對措施，並於六月十一日開始全國同步銷毀塑化劑汙染食品。

事實上，直到這段時間行政各機關才開始跨部會的行動。管制方面，農委會要求農漁民團體進行自主監控，而業者也開始自行送驗；問題解決方面，則有衛生署開設健康諮詢門診；風險溝通方面，衛生署則是邀請黃富源教授（小兒科專家）向公眾說明塑化劑對兒童的健康影響與認知，內政部則發函村里長與各縣市衛生局進行宣導；在風險評估層面，則由環保署召開專家審議小組會議以評估調整塑化劑的毒性分類。

二〇一一年七月十三日，食品藥物管理局公布事件中相關的五種塑化劑的每日耐受量，以及相關的五大管理措施；八月一日，衛生署則公告停止「塑化劑汙染食品之處理原則」，恢復正常管理，並宣布要採用六大措施來做「源頭管理」；八月八日，衛生署發布新聞稿說明塑化劑事件的清查與處理已完成，日後將強化管理。

在此次事件中，環保署曾經表示食品生產是由衛生署管制，所以雖然環保署將 DEHP 列爲第四類的毒物，給予較低的管制，但這與化工原料流入食品加工業沒有直接關係。對此，答案是否定的。當初若是環保署加強管理，即使是第四類毒物也必須進行稽核、查驗和登記，那麼怎麼會不知道塑化劑已經流向食品業呢？若說是因爲人力不足、業者刻意隱瞞，那是不是意謂著我們的政府根本不清楚這些製造業到底在製造什麼？工廠查驗登記、原物料的運輸、製造紀錄全都毫無意義？雖然行政單位藉著設立標準、管理措施和未來的政策方向（源頭管理），將突發事件的問題整合到既有的食品衛生制度中，但是塑化劑背後的結構性問題還有待處理。無論是食品化學添加物的管理制度，或是生產的結構，乃至於和民眾之間的溝通，甚至是各種不同的科學專業之間的角力，都陸續在塑化劑風暴過後的修法和更多問題的揭露中一再被審視。

✔風暴背後：失敗的風險溝通

英國學者 Brian Wynne 和 Kerstinl Dressel 認爲，不同的發展脈絡與智識傳統，影響了各國對於知識來源與無知的定義；而根據科學原則至上的實證主義，很容易讓人狹隘地將問題聚焦在可以被科學儀器辨識與量化的問題，進而忽視風險，也不納入大眾的價值。如果把這種想法放到台灣的食品管理中，結果就是逐漸形成一種與其說是怠惰，倒不如說是缺乏想像力、缺乏警覺性和缺乏熱情與同理心的管制文化。

台灣的食品安全治理在這種管制文化下，呈現的就是「兵來將擋、水來土淹」的作爲。最初，食品藥物管理局因無法確認塑化劑來源而未迅速發布訊息，[15]直到塑化劑陸續在各地被檢驗出來後才不得不公布，而即使事件恐慌到有媒體甚至認爲塑化劑比三聚氰胺更毒，衛生署仍然強調：「依據動物試驗數據推估，若長期喝下十公升含有十五 ppm 塑化劑的運動飲料，相當於每天喝四十瓶兩百五十ＣＣ的容量，才會出現睪丸萎縮等傷害。」[16]

國衛院的副研究員王淑麗則指出：「推估成年人連續一年天天飲用三百五十CC遭塑化劑汙染的飲料（濃度為十二 ppm），可能發生生殖器功能異常的風險將會增加三至四倍。小朋友、青少年則更危險，生殖器及功能異常的比率將會提高六至八倍。而近來衛生署所查獲的遭汙染的飲料，塑化劑濃度自二至三十四 ppm 不等。」[17]

換言之，衛生署忽略不同群體暴露在塑化劑中的風險強度，只將傷害聚焦在急毒性，而忽略長期、慢性的傷害。更進一步來看，衛生署的調查分析缺乏對社會價值、習慣與文化的理解。由於沒有從每日總膳食調查來探討食物中的塑化劑背景值，所以有學者指出，政府可能會在未進一步調查下直接比照歐盟標準來平息事件。[18]食品藥物管理局的反應則是：「衛生署將調查食物中的塑化劑背景值，但不會訂定管制標準，因為塑化劑與環境汙染有關，技術上太複雜。」

另外，單就人類攝入塑化劑的傷害而言，除了流行病學研究，實際上並無急毒性的確切數字可供設置每日耐受量，醫學儀器也無法真正測量出人體動態的代謝狀況。[19]我國最終訂出的每日耐受量乃是參考歐盟，以 DEHP 為例，標準為每人每公斤體重攝取 DEHP 五十微克；相對於美國的二十微克、加拿大四十四微克、日本四十至一百四十微克等標準，可以看出光是一種物質就有非常多不同的容忍度，莫怪乎國衛院院長曾表示：各國標準都是用「猜」的。[20]他更表示只提數字容易誤導民眾，應該先建立追蹤調查的機制。[21]除了訂定每日耐受量，更重要的應該是調查市場中的生鮮食材的塑化劑濃度究竟是多少？[22]然而，缺乏這些背景資料的環保署與衛生署，始終只是以見招拆招的方式在處理問題。

簡言之，單一科學實證主義的風險治理無法反映社會與文化脈絡複雜的面向，並且將無法納入計算的價值與規範排除，其僵化的政策更難以應付科技社會的複雜性。台灣社會傾向將食品安全的責任託付給政府，形成交由技術官僚操作的專家信託決策模式。[23]若針對低不確定性、利害分明的食品安全問題，此種決策模式尚可操作，政府亦可扮演仲裁者與守護者的角色，但當問題涉及如塑化劑這種具科學管制爭議時，政府在權衡產業利益與民眾健康時，往往傾向維護經濟發展，透過隱匿資訊來規避民眾的疑慮。長期下來，只是增加了公眾對政府食安治理的不滿。

Martinez 等學者檢視全球食品治理的研究後，認為食品治理已出現業者自律的潮流，[24]但此種風潮與我國管制文化的結合必須再檢視。事實上，國外的研究顯示，資訊揭露對企業的自律是最有效的，[25]但是必須建築在「透明」的資訊交流上。反觀我們的食品藥物管理局，雖然已推動食品添加物登錄制度，並建置「非登不可」（http://fadenbook.fda.gov.tw/）網站，但就像毒性化學物質申報系統僅供業者申報、政府觀看，食品添加物的登錄內容未公布於一般大眾。

長期以來，囿於人力與資源而只能被動探索無知的食品衛生管理處，其實比較像是食品衛生「檢驗」處。現行信託模式的管制、由上而下威權式的治理文化，在面對各種複雜的、科學解釋模糊的、社會價值與規範兩難的各種風險，往往顯得相當粗糙且便宜行事。台灣政府在行政透明度、開放參與、效率的檢驗和責任的分配上依舊落後，必須在公民社會經由無知、恐慌、覺醒、乃致於爭奪論述的能力發展後，才能有所革新。[26]

面對日漸複雜、具有科學不確定性的食品問題，政府往往囿於所謂的「共識」或是缺乏證據，而不願進行預防性管制，也不願意投入更多資源探討科技發展的負面成果。政府基本上是以等待科學研究證據的出現以及追隨國外管制潮流來應對和處

風險的建構與強化：

風險跟實際的危險不同。當社會在定義（建構）風險時，相當著重於理解風險的在地「知識」（risk knowledge)。而資訊不流通所引發的風險內爆通常更爲嚴重。另外，新聞媒體是否長期關注、運動是否持續引發在地社會的學習，都影響了未來公民社會、政府以及業者在面臨新興問題時的反應；瞬間爆發又快速沉寂的風險議題不僅無法使民眾學習，也同樣無法促使政府開放其決策過程以及風險溝通的雙向性，反而只是造成風險社會的強化。

理問題，造成業者與民間單位的不信任與批評；[27]最終導致無力監測生活中各式塑化劑的使用，僅僅執行長時間的環境流布調查卻不即時公開，[28]隱匿整體問題嚴重性，也封閉公眾辯論的空間與機會，使得塑化劑以風暴的形式降臨。

假的是假，真的也是假？

塑化劑事件爆發之前，調味劑（不含甜味劑、咖啡因）、乳化劑、膨脹劑、酵素、豆腐用凝固劑、光澤劑等添加物可以不必加上成分的品名或通用名稱，僅標示用途名稱……而問題物質起雲劑就是不受到規範的乳化劑！

根據媒體報導，台灣二〇一三年的代表字是「假」字，以一萬七千七百九十票登上寶座，囊括近三成票數，遙遙領先第二名的「黑」字（三千八百六十一票）；前十名的十一個代表字（有兩字票數相同），與食安風暴相關者高達九個字。[29]這個調查象徵了全民對政府、企業的一次「不信任投票」，結果也顯示，對於政府宣傳的亞洲最幸福國度，民眾「無感」；但對於從政府到企業的弄「假」，民眾非常「有感」。食安風暴讓全民陷入真假難辨的亂世，連柴米油鹽醬醋茶等開門七件事，都會讓人陷入是眞是假的憂慮，不禁讓人感嘆，還有什麼事是可以相信的？[30]

✔天然的添加？

依據食品衛生管理法第三條的定義，「食品添加物」是指食品之製造、加工、調配、包裝、運送、貯存等過程中，用以著色、調味、防腐、漂白、乳化、增加香味、安定品質、促進發酵、增加稠度、增加營養、防止氧化或其他用途而添加或接觸於食品之物質。而所謂的食品添加物，至少可以分成三大類：[31]

一、單品食品添加物：品項列表於「食品添加物使用範圍及限量暨規格標準」並符合規格標準規定的產品。

二、複方食品添加物：以「食品添加物使用範圍及限量暨規格標準」收載的品目爲主原料，再調合食品原料或其他法定食品添加物而製成（即產品由兩種或兩種以上成分組成），供食品加工用途者。

三、食用香料：「食品添加物使用範圍及限量暨規格標準」第十類「香料」所載品項。

在台灣，對於食品添加物的管制早自日本統治時期就已經有著色劑和防腐劑的相關法令，主要的規範便是一九二九年公布的「飲食物防腐劑取締規則」。另外，一九二八年也曾公布用來管理飲料的「清涼飲料水營業者取締規則」和「食品製造場所管理規則」。

一九四七年，國民政府的台灣行政長官公署則引入「台灣省人工甘味質取締規則」、「台灣省有害性著色料取締規則」、「台灣省飲食物防腐劑及漂白劑取締規則」等規則，針對甜味劑、著色劑和防腐劑進行管制。其中為了保護糖業，而禁止使用各種代糖。一九六六年，台灣政府的經濟合作委員會曾經擬定食品法草案和取締不良食品辦法草案，雖未獲通過，實則成為一九七五年的食品衛生管理法的前身。到了一九六七年，內政部公布「食品添加物管理規則」、「食品添加物規格標準」及「食品添加物使用範圍及用量標準」等行政措施，處理食品添加物的問題。由於過去台灣的食品化學工業並不發達，食品添加物基本上都是透過進口的，政府只要在進出口管理上把關，就能有效地追查。因此當時對於食品添加物都是比照藥品管理，有輸入證才可以輸入。

一九八〇年代，食品化學工業的發展突飛猛進，因而帶動標示的問題，對食品添加物採取正面表列的方式。正面表列的意思是：只有在表上的食品添加物才可以使用。這麼做基本上保障了單一食品添加物的使用安全。但是對於複方食品添加物的要求與效果則不明確，對追求「天然的尚好」的消費者也是一大問題。在食品標示不清楚的情況下，標示內容反而使民眾更加疑惑。

根據規定，食品添加物的標示方式必須依照「食品添加物使用範圍及限量暨規格標準」所訂定的食品添加物品名、用途名稱或者是通用名稱來做標示。甜味劑如D木糖醇（D-Xylitol）、甘草素（Glycyrrhizin）、甘草酸鈉（Trisodium Glycyrrhizinate）、D甘露醇（D-Mannitol）、糖精（Saccharin）等，或者是防腐劑與抗氧化劑，則必須同時標示用途名稱與品名或通用名稱；某些特定食品添加物還得加標警語。

比方說，當食品中含有味精時，其成分可以標示通用名稱「味精」或是品名「麩酸鈉」，或是用途名稱「調味劑」；在法規上，三者標示其一或其二便符合規定；但如果是糖精，就必須同時標示糖精（甜味劑）。但事實上，公民團體如主婦聯盟便曾提出質疑，認爲大部分消費者都只看包裝產品的有效期限，「不看也看不懂食品標示的成分，因此很容易被包裝上的『天然』、『100%』、『純』等字眼迷惑」，甚至將味精標示爲「E621號」都算有標示，[32]更是讓人一頭霧水。

在二〇一一年塑化劑事件爆發之前，調味劑（不含甜味劑、咖啡因）、乳化劑、膨脹劑、酵素、豆腐用凝固劑、光澤劑等添加物可以不必加上成分的品名或通用名稱，僅標示用途名稱；香料可以只標示香料；屬天然香料者，得以天然香料標示。問題物質起雲劑就是不受到規範的乳化劑。

乳化劑爲何不受規範，可以追溯到食品衛生管理法對食品添加物的三種管理方式：許可證書制、監督取締制、輔導教育制。[33]經衛生署指定之食品添加物必須「先由衛生署查驗登記並發給許可證，才能製造、加工、調配、輸入、輸出」。然而，二〇〇〇年左右，台灣爲了加入 WTO 並與國際標示接軌，放寬了既有管制，導致相關的行政命令排除香料與複方食品添加物的認證，而這個決定也使得許多食品添加物不受衛生署檢驗與管理。

✔從化工原料到食品添加物

二〇一四年一月二十八日的立法院臨時會，有一件案子備受各界矚目，就是有關食品添加物的食品衛生管理法草案的審議。這個草案之所以受到關注，是因爲近年來食品添加物不僅經常出問題，也經常因爲管理模式不當或放鬆管制，導致追查時間非常長，也很難完全從根源斷絕問題。

照常理來說，台灣的食品添加物管理經歷這麼長的時間，透過法令、政策和新的科學儀器，應當解決了許多問題。然而，有些食品添加物本身的問題不在於急毒性，而是在於劑量。到底如何才算「適量」？這一點經常在不同的實驗室、不同的理論和研究假設，以及不同的科學儀器和操作者之間，引發科學爭議。面對不同社會的文化習慣和價值，劑量原則是否能夠一體適用也是必須進一步分析的問題，瘦肉精的案子就是一例。再舉製作零卡可樂的阿斯巴甜爲例，該物質本身就經過一段類似於菸是否對人體有危害的科學戰爭，而目前大抵上傾向以被認爲是最安全的代糖之一的甜菊糖取代阿斯巴甜，但就算是甜菊糖本身，也曾經引起是否會致癌的科學論戰。

化學物質怎麼會變成我們吃進肚子裡的東西呢？最近幾年，民眾開始對日常生活中的食品裡面到底有多少是「眞」的、有多少是「假」的感到恐慌。這一波波對於食品問題的反思（或者驚恐），都可以回推到塑化劑事件，而問題看起來好像是惡意添加塑化劑作爲起雲劑的原料，但實際上化學原料早已成爲當代重要的食品原料，以致於「沒有添加物就不知道該怎麼做食品加工了」！[34]

食品化學工業固然是現代鍊金術的高明成就，但如今這項成就卻引發民眾更大的恐慌：「假的食材當然是假的，但是眞的食材可能也是假的！」例如，塑化劑是用來代替起雲劑的非法食品添加物，而且有害於消費者的健康，然而，起雲劑雖然是合法的食品添加物，但它是人們希望吃到的東西嗎？起雲劑的功能在於「以假亂眞」，讓實際上果汁成分很低的產品可以看起來像果汁，又或者是加在運動飲料裡面讓飲料看起來比較「有料」。

食品衛生管理單位一再推動食品業自我管理，卻缺乏對食品產業的有效監督，結果就是自我管制、自主管理的企業更加不受到民眾的信任。業者自主管理這種模式，實際上是把過去政府、企業和消費者之間的關係，簡化成企業與消費者。政府試圖淡化自己的角色，但在層出不窮的食品爭議中，政府更是應該站出來執行公權力；政府試圖表現出中立者和仲裁者的角色，卻不知自身就是這幾波食品事件中被質疑的對象。

新的食品添加物管理辦法在二〇一四年的二月五日修正公布，雖然新的管理辦法中牽連數個面向，尤其是複方食品添加物，但由於食品複方添加物高達二十萬種，若是一一查驗，不僅曠日廢時，也浪費人力和物力；另一方面，過去雖有查驗的法律，但是如塑化劑這類問題早在二、三十年前就已經發生過，因此法令根本無助於食品安全的維護，形同虛設。許多民間團體堅持新的食品安全衛生管理法必須重新納入並且強化食品添加物的成分標示。

新法案於二〇一四年通過，很快引發巨大爭議。關於食品添加物或是食品成分的標示，影響到了像是果汁、飲料的成分，也影響到牛奶、鮮奶和調味乳的標示，當然也影響到了後面我們要談到的米粉、水粉、調合米粉和炊粉的爭議。

無處不塑的社會

「物美價廉」與「衛生」作為一套價值，成為一般大眾的行動依據。這也導致當塑膠的廣泛使用有所疑慮時，人們傾向忽略其風險。

✔塑膠產業的榮光背後

塑膠化學製品可以分爲大宗化學品和特用化學品；前者通常是單一成分大量生產且附加價值較低，而後者通常是複合物或配方，採批次生產且附加價值高。而PVC是泛用塑膠中最爲「泛用」者，也與我國的石化與塑膠產業最爲相關，由於其透氣性高，占飲用水包裝的比例甚至高達六成。[35]

二〇〇七年全球PVC產能約四千六百〇七萬公噸，首要生產企業便是台塑，年產能達兩百八十五萬公噸。除台塑外，總計台灣國內 PVC 年產能爲一百六十七萬公噸；而台塑旗下的南亞開發出各種塑膠產品，並創造出塑膠生活用品的需求和市場。[36]台灣大量生產的塑膠器具，以 PVC 塑膠皮、塑膠布爲大宗，約占四成左右，其餘主要產品如塑膠管、塑膠地磚等等，也有近一半的材質屬於 PVC。[37]這種種資料顯示台灣生產了大量的塑膠添加劑。

二〇〇七年塑膠添加劑的全球規模高達三百〇二億美元、二〇〇八年達三百一十四億美元、二〇〇九年達三百二十五億美元，預計二〇一四年上看三百九十八億美元，其中百分之三十三是屬於可塑劑，PAEs 占總使用量百分之八十五到九十，主要用在 PVC 及其衍生物。[38]台灣的塑膠添加劑生產，可塑劑產能便占了約七成（69%），從二〇〇七年的五十六．二萬噸爬升到二〇一〇年的六十八．二萬噸，但產值則從二〇〇七年的一百二十七億新台幣，因金融危機降至二〇〇九年的一百一十八億新台幣，目前則維持在一百三十億新台幣左右。

台灣大量生產的 PVC 塑膠皮、地磚、管材、布等產品主要是供國人使用。行政院主計處二〇一〇年二月的報告顯示，自一九八六至二〇〇六年，我國原料面的「化學材料製造業」的外銷比重從百分之二十二．一六逐步上升到百分之四十五．九，反觀「塑膠製品製造業」的外銷比重則從百分之四十．六逐步下降到百分之二十三・五一，[39]近八成的塑膠製品是爲了國內自用的需求。

PVC 產品往往較其他塑膠產品容易超過使用年限，且近九成的 PVC 產品皆添加了 PAEs，而九成的 PAEs 也用於 PVC。[40]塑膠類垃圾內含的 PAEs 還可能於掩埋時滲入地下水中，軟質 PVC 中的 PAEs 及其裂解物也常在掩埋場滲出的水中被檢驗出來。[41]因爲 PAEs 並非以化學鍵結的方式添加在塑膠中，因此可能在生產、製造、販賣、使用及廢棄的過程中，因加熱或磨損而逸散至環境裡，並透過河川底泥、空氣微粒進入土壤與自然環境。[42]也有研究指出，生活在塑膠產品環布的大樓中，微生物可能分解其中的塑化劑，釋放出的「2—乙基己醇」可能與某些文明病如眼睛不適、流鼻水、氣喘和上呼吸道症狀有關，並且導致「病態建築物症候群」（sick-building syndrome, SBS）。[43]

瑞典二〇〇四年的一項研究顯示，室內落塵中的 PAEs 主要以 DEHP 爲主；歐盟二〇〇二年的調查報告亦顯示出，在個人衛生用品及香水或化妝品中均可檢出各種 PAEs。[44]環保署亦指出 DEHP 在環境中會停留數年，其化學降解物也因爲毒性與化學性質仍和 DEHP 類似，同樣會在環境中停留，而且 PAEs 很容易與空氣中的揮發物結合爲落塵。[45]

至於食物途徑，加拿大衛生食品部門於一九九五年的食品調查中指出，幾乎所有食品皆可測得 DEHP 的存在，包括飲料；西班牙對其市售牛奶及奶粉的調查，也發現 DBP、BBP 和 DEHP 的存在；日本研究者進一步發現食品經過包裝過程後，DEHP 的濃度會快速攀升；[46]挪威的一項研究也實測出原本手擠的牛奶其 DEHP 濃度經過塑膠管運送後迅速升高。[47]從生活面來看，性早熟女童較一般女童攝取更多高脂肪食物、塑膠袋裝的外食、保鮮膜包覆加熱的菜餚，也使用較多的塑膠材質地板和個人衛生用品。[48]

台灣人大量使用 PVC 塑膠，但在管理上，由於科學不確定性導致政策遲疑，加上對毒物管理的不重視，使得塑化劑充斥於我們的生活環境。台灣將毒化物分爲四類，塑化劑事件核心的 DEHP 等列爲第四類毒物；第四類毒物爲有汙染環境或危害健康之虞的物質，僅要求使用者於使用前申報毒理相關資料、定期申報運作與釋放量紀錄及災害通報。環保署自二〇〇六年起召開一連串毒物化學諮詢管理委員會審議，過半數委員建議將 DEHP 改設第一、二類毒物，[49]但在業界因成本而反彈下，僅使 DnOP 列入第一類毒物。[50]

國際規範上，由於國際癌症研究單位（IARC）先前對 DEHP的降級，導致僅有歐盟進行較嚴格的管制，但台灣的管制還是明顯過低。依照監察院對塑化劑的監察報告來看，環保署辦理毒化物管理相關事項的人力僅三．五人（科長以〇．五計），地方環保局編制的人力普遍為一至二人，卻要負責全國有關業務，如申報、現場稽查以及工廠檢視等等。因此，環保署雖於二〇〇八年七月一日公告禁止添加DEHP、DBP及BBP到化妝品中，但研究抽驗的四十五瓶指甲油中，PAEs的檢出率為百分之六十六，其中DBP的檢出率最高，達百分之五十三，平均濃度為百分之十二・八，最高時甚至達百分之三十五，[51]這些情況顯示若非業者持續使用，就是盛裝的器皿本身亦能被有機溶劑溶出PAEs。再者，我國對於毒性化學物質並無預防性的管理能力，所以公告列管的毒性化學物質僅兩百五十九種，相對於美國的毒性物質管理法（約八萬三千種）和歐盟的793/931/EEC和76/769/EEC指令（約十萬種）或新化學品政策法案（REACH，約三萬種），[52]台灣對新興風險物質的治理目前處於極為無知的狀態，自然更不可能主動治理。

✔生產、消費到生活一體成形的風險社會

台灣平均每人單位國民生產毛額所產生的塑膠廢棄物高達五・九公克／美元，遠高過美國一・九公克／美元、日本一・二公克／美元、德國〇・五公克／美元，而台灣掩埋處理的廢棄物有百分之十八・二為塑膠類廢棄物。台灣每人每年平均使

用約一百七十公斤的石化原料，是世界平均值的十．六倍，是正在快速發展中的中國的二十三倍。[53]

陽明大學研究顯示，有四成半的國人習慣使用塑膠容器、保鮮盒來裝盛食品，七成的人會用保鮮膜直接包覆食物冷藏，三成的人甚至直接以保鮮膜包覆食材微波，而這些動作幾乎都會溶出 DEHP。[54]酯類塑化劑很早就被添加在食品容器中，如己二酸二辛酯（DOA）在一九六六年由美國 FDA 認可使用，但在一九八一年因日本的消費者團體抵制而改用其他塑化劑。[55]然而，添加塑化劑的 PVC 和 PVDC 產品，如廉價又實用的保鮮膜，一直難以被禁止。針對環保署限塑政策的民調研究顯示，付費塑膠袋重複使用的比率爲百分之五十七，與政策開始前並無明顯變動。[56]

免洗餐具則於一九七四年引入台灣，一開始主要以發泡聚苯乙烯作爲材料，也就是俗稱的保麗龍。[57]由於塑膠免洗餐具有「衛生」、「無菌」的特質，[58]當時的政府鼓勵民眾使用塑膠袋、保鮮膜來保存食品，並教導民眾只要正確使用，塑膠其實無毒害。農委會也輔導採用保麗龍、保鮮膜來包裝推廣農產品。台灣經濟成長後，加上大量消費和使用一次後拋棄的社會趨勢和習慣，從保麗龍到紙製品，台灣人從此無法拒絕免洗餐具。[59]台灣大眾習慣於這些塑膠的日常使用，以「廉價」、「衛生」、「免洗」、「可拋」作爲「新的傳統」，終至形成一個大量生產也大量消費塑膠的塑化社會。

英國社會學者 Scott Lash 認爲，作爲日常生活的實踐，在建立起新的傳統與習慣之後，人們不再能意識到這些行爲背後所學習到的技術，並依循其價值觀作爲行動的倫理。換句話說，「物美價廉」與「衛生」作爲一套價值，成爲一般大眾的行動依據。這也導致當塑膠的廣泛使用有所疑慮時，人們傾向忽略其風險。例如，一九八七年三月，消基會發布國內主要保鮮膜使用報告，便指出添加在 PVC 材質中的可塑劑及安定劑，可能在高溫或微波下溶出；一九八九年，韓國的非官方組織發現十家廠商中有八家的產品含有致癌的可塑劑。雖然九〇年代有更多聲音指出保鮮膜對食品的危害，也指出保鮮膜不能用於包覆油脂類食品以及微波，但這些知識和警告常常處於矛盾不明的狀態，例如同本雜誌先介紹使用保鮮膜和保鮮袋裝食物的問題，卻又提供使用塑膠袋來處理肉品的方法。

這種知識不明的狀態，對比塑膠製品衛生、乾淨、廉價的印象如此強烈，使得民眾的觀念很難被扭轉。[60]根據環保署的「環境品質資料倉儲系統」自一九九八年到二〇一一年的全國一般性質垃圾統計，二〇〇五年前，我國塑膠類的一般垃圾一直都維持在總量的百分之二十左右，即使在二〇〇五年驟降，之後仍維持在百分之十五到十七的比例，甚至在全台緩慢下降的塑膠廢棄物比例中，台北市都會區反其道而行地從百分之十六左右升至百分之二十四。台灣大眾對於塑膠材料的需求與使用只因景氣循環而變動，並非真正下降。

限塑政策推動以後，我們還可以進一步觀察店家的「對策」：雖不再使用塑膠類免洗餐具，卻改用塑膠膜和塑膠袋包覆餐具；消費者根深柢固的消費習慣仍然存在，在缺乏衛生論述的支持下，相較於使用免洗餐具較衛生的觀念，台灣社會仍無法全面禁用塑膠免洗餐具。[61] 政府有意識地施加給民眾的價值正沉默地作用著，而民眾再加以轉化、詮釋，最終就是我們都生活在充滿塑化風險的環境中。

從新竹米粉到新竹炊粉？

化製澱粉使用於食品的數量和範圍更甚於起雲劑；對大眾而言，一時之間的急毒性是沒有，但是有哪一份科學檢驗是針對已經吃了十年、二十年、甚至是三十年以上的人口？

二〇一三年初，消費者文教基金會和上下游新聞市集公布了「追查米粉含米量」的檢驗計畫結果，這兩個單位從大賣場、超市、生機食品店、農會和其他知名的米粉產地總共抽驗了五十二件包裝米粉。依照中華民國國家標準CNS11172中的「米粉絲」產品定義，所謂的「純米米粉」是以米爲原料，經糊化、擠壓、蒸煮、乾燥等過程製成細長條形之製品，粗蛋白質含量要在百分之五以上；「調合米粉絲」則以百分之五十以上之米爲主要原料，可混合其他食用穀粉或食用澱粉，經糊化、擠壓、蒸煮、乾燥等過程製成細長條形之製品，粗蛋白質含量則必須在百分之二・五以上。

令人驚奇的是，抽驗結果顯示，有四十五件產品的含米量未達標準下限（百分之五十），其中有三十九件根本未達百分之二十。這意謂著市面上的包裝米粉雖然大多標榜是米粉，但實際上根本不是米作成的。而所謂的純米米粉，裡面可能根本不含米，更別說一些打著「使用農會水稻良質米產銷班之稻米製成百分之百純淨美味之米粉」的名號，實際的米含量甚至不到一成。

大部分檢驗不合格的米粉產品，究竟是用什麼成分代替了米粉中應該要有的「米」？除了部分使用麵粉或者麵筋，主要的替代成分都是「玉米澱粉」。廠商之所以會選擇玉米澱粉來代替米原料，主要就是經濟利益考量，因爲玉米澱粉的成本只有米的一半，而產能是八倍。

廣告不實除了影響消費者的信任，也關係到民眾的身體健康。米粉曾經是廣受營養師推薦的產品，但由於其主要成分已經變成精製玉米澱粉，反而容易導致消化不良。

米粉裡面沒有米的問題引發了近憂和遠慮。近憂是：對於食品內容物，我們的主管機關究竟知道多少？「米粉」都快變成「玉米粉」了！於是在二〇一三年五月十三日，食品藥物管理局發布了調查結果，發現有許多食品使用添加了順丁烯二酸的化製澱粉，包括粉圓、肉圓、芋圓、板條、豆花、黑輪，還有番薯粉、炸粉等等。所謂的化製澱粉是在澱粉中加入少量的化學物質作爲架橋劑，使得製造出來的澱粉產品更稠、更Q、更有嚼勁。然而，順丁烯二酸在我國並不屬於食品添加物，因此完全是非法的惡意添加。

順丁烯二酸其實是指順丁烯二酸酐（Maleic anhydride），順丁烯二酸本身並沒有急毒性或生殖與基因毒性。依照歐盟標準，成年人每日耐受量可達每公斤體重〇．五毫克，也就是說，一個六十公斤的成年人的每日耐受量是三十毫克，並且可以藉著多喝水正常代謝。

但惡意使用化工原料來替代食品原料的化製澱粉事件，就如同塑化劑事件一樣衝擊台灣社會。雖然說它並沒有急毒性，但是化製澱粉使用於食品的數量和範圍更甚於起雲劑；對大眾而言，一時之間的急毒性是沒有，但是有哪一份科學檢驗是針對已經吃了十年、二十年、甚至是三十年以上的人口？我們的政府是否已經建立起大規模調查的模型和資料庫？答案是否定的，畢竟新興的食品化學科技不過就是近幾十年的事。消費者一方面對於科學不確定性產生質疑，一方面也對於經常保證卻也經常出問題的政府感到不信任，有時甚至連專家的話都值得懷疑，因爲他們可能是「官方專家」。

✔太陽餅裡面沒有太陽，老婆餅裡也沒有老婆

因此，食品衛生管理法修正草案終於在二〇一三年的五月三十一日通過，針對違規行爲加重罰則、罰鍰，以及增加處以三年以下有期徒刑和最重可判無期徒刑的規定。新法給予食品衛生管理機關更強的權能，對於違法者的罰則也加重了。新法也終於使得從塑化劑事件後就爭議不斷、遲遲不肯落實的食品全成分標示、製造廠商資訊、主要內容物百分比和食品添加物品名完整標示等落實爲法令。這幾項措施與其說是讓消費者「更認識」產品的內容，倒不如說它協助了中央和地方的食品衛生管理單位有更好的追查和記錄食品生產鏈的方式。

二〇一四年七月一日起，台灣所有的食品成分標示都要完全依照規定辦理，若

不是百分之百的成分就不能叫純米粉、純果汁、鮮乳，含百分之五十以上者則可以叫作調合米粉、調合牛乳、調味乳等，但仍然必須標示含量。成分含量過低的，就不能叫作米粉、果汁和牛乳，只能叫作炊粉、水粉和「風味」產品。

新規定在果汁和牛奶的成分標示上並沒有引發多大的爭議，畢竟兩者的成分含量標示早已行之有年，只不過是稍稍修正與確立制度。但是在米粉方面就引起嚴重的抗爭，而且重點是，雖然法令公布了近一年的時間，卻直到要施行了才開始爆出爭議，連立委也跳出來說話。尤其是新竹米粉的製造廠商，從文化、價值和傳統的面向不斷批判食品藥物管理局和衛福部的作法，並且擔憂從此以後就沒有米粉了。更有人舉著「太陽餅裡面沒有太陽，老婆餅裡也沒有老婆」的說法，試圖爲米粉辯護。

於是衛福部很快地又在一天之內修訂辦法，成分標示還是要標，但新竹米粉的招牌依然可以掛在包裝米粉的封面上。消費者文教基會等公民團體則氣得跳腳，覺得這又是一次政府治理軟弱、推卸責任的作法。但我們還是可以想想，實際上這份政策提出來這麼久，但產業、學界、公民團體和政府之間怎麼會沒想過就細節多談談呢？尤其是標示的部分，之所以需要一年的緩衝期，不就是爲了讓政策推動是在兼顧產業利益和民眾健康的最大化下進行的嗎？

米粉裡面沒有米、果汁裡面沒有果汁，當前的食品問題一個令人不安的面向，就在於食品內容物的不可掌握性。拜現代食品工業的快速發展，我們可以透過各種化學工業的力量調配出幾可亂眞的食品添加物和原料，「創造」出我們擺在貨架上的各種食品。但問題來了，雖然民眾非常希望能夠吃到「完完整整」、「清清白白」的食品，實際的情況卻是，大部分的民眾其實也不一定愛好百分百純米所製成的米粉，這一點可以從目前的調合米粉的市占比率看得出來。新竹米粉等老牌米粉希望能夠保留其品牌，繼續維持其競爭力，甚至是保護自身產業不被中國的競爭者奪走。在這個情況下，食品衛生管理單位面臨強大的媒體輿論和民意代表的關切時，不得不修改政策。這其實也讓我們發現一件有趣的事，食品衛生管理單位本來就是因爲媒體的報導才開始進行管理和修法的動作，而其顧慮也明顯考量到媒體上所呈現給民眾的風險感知，結果反而沒有顧慮到相關產業的看法與經濟效益。這種種荒謬現象都說明一件事：缺乏良好溝通下做出的行政決策，即使是立意良善，仍然有可能引發民怨。

魔法的背後

每一次的食安風暴並沒有讓政府、業者或者民眾有太多溝通的機會與機制，只是對現代生活所需的專家、政治、社會和經濟等系統，又劃下一道道的傷痕。

從結構面剖析當代的食品鍊金術，從食品風險治理、產業結構、管制脈絡與文化等面向來探討各方面的疏失。我們會發現台灣的食品治理像是魔法一般神祕難解，之所以如此，食品化學的複雜只是一部分原因，關鍵則在於整個生產鏈的不透明。台灣的食品風險治理一直缺乏足夠的人力編制進行有效且具預防性的治理，往往要到食品問題爆發了才進一步擴大編制和檢驗。即使如此，在以經濟貿易爲重的情況下，食品標準與規範又傾向鬆綁管制，導致遲滯反應和隱匿資訊。面對重大食品問題時，又缺乏自身的科學論述而只會仿效先進國家。但各國的食品風險治理方式不僅難以模仿，背後的立論基礎也與各國的核心價值有關。面臨各種新興的食品風險時，模仿只會顯得盲目而無所適從。

另一方面，台灣社會歷經了因爲重視經濟開發而造成的消費習慣，快速的工業化過程使得公共衛生、健康風險的治理一直都是處於被動的狀態。尤其在面對新興風險時，台灣管制機關及其制度的核心價值，傾向於實證主義式的資料堆砌，一旦沒明顯的證據顯示出健康風險的危害，則在管制機制、管制文化，以及企業的遊說和社會大眾的無知下，形成一種無預警且放任的制度。換言之，這一套管制的制度體系經由科學不確定性及共識決的模式而不作為，事前不重視治理食品風險所需要的人力與資源以及社會大眾的質疑，直到食品發生問題之後再進行危機處理。

事實上，這種危機處理方式是源自對科學不確定性缺乏多元性的評估、理解與決策，並導致制度性的無知和對安全與危險的證據的錯判；而治理機制上過度偏重實證、缺乏系統性構想，進而影響民眾知的範圍，造成全社會的無知。社會學家Wiebe E. Bijker將脆弱性比喻爲地圖、實際的脈絡則爲地貌，台灣政府不願意理解其自身的脆弱性，進而不了解風險，也不願意爲自身未來描繪地圖。在體制上，我們的政府傾向實證主義的風險評估，導致制度性的無知。即使早期的食品問題也許可以透過參考先進國家的經驗來處理，一旦在民意的不斷要求下，政府不得已就必須以保障民眾安全爲名制定高標準。

但無論是高標準或低標準，政府依然缺乏反省，因爲這些標準並非來自於制度途徑中有大量的研究與價值的討論，只是基於層出不窮的食品問題導致民怨四起的政治壓力所進行的危機處理。過度倚賴經濟發展、市場邏輯以取得合法性的策略，導致忽略風險的治理模式與制度性無知，進而隱匿資訊、延遲資訊的公布與拒絕對話。舊威權下的民眾極度仰賴政府的有所作為且信賴專家，往往缺乏批判與反省的能耐；但近年來許多的民眾運動與覺醒，仍未完全受到政府積極的對待，更重要的是缺乏彼此的協調、合作、溝通與學習。

✔不透明的治理結構

若政府的管制文化依舊維持遲滯和隱匿的風格，加上企業不願意承擔社會責任，那麼食品風險不會從台灣社會中消失，而只是埋下一顆顆未爆彈，擴散到所有個體，亦即風險個人化。當代社會的主流思想一方面要求民眾自我實現、自我成長與自我判斷，另一方面則是逼迫個體選擇與承受制度性無知與忽略的風險判斷。然而，個人與政府之間往往存在制度上、知識上以及資訊流通的不對等。這種不對等關係轉化成為溝通上的鴻溝，一旦事件爆發時便化作楚河漢界，彼此指責，缺乏信賴與合作，導致民眾對政府的信賴越來越低，成為當代台灣社會治理的難題。

政府重視發展，進而在全球化市場中鬆綁行政管制，缺乏預防性的思維；強調實證主義的管制文化與管制科學，也導致食品與環境安全缺乏有系統的變革，窮於危機應對，同時得由消費者個人來承擔這些不確定性。

> 由管制結構面來看，我們認爲要改善台灣的食品問題，根本之道就是對這種放鬆管制的文化進行審視與反思，重新將政府帶回到生產、製造和加工的食品生產鏈中。政府必須全面監控食品生產，重新塑造政府、產業和消費者在食品市場中的關係。

最基本的改善是食品生產履歷制度，以及產地、中間原料、加工和製造廠商的標示，而不只是標明單一製造廠商，也不再讓下游通路商和大企業置身事外。各種食品生產與加工的過程必須透明化，除可供消費者了解，更重要的是有助於食品衛生檢查人員的稽查，也有助於要求大型食品企業自律。

事實上，依據二〇一一年全國食品會議講義資料顯示，扣除國內生產（由農委會管理）的部分，台灣每年進口食品達 15,196,717 噸，食品工廠有 5,231 家、登錄於衛生局的食品製造業者達 45,317 家、有商業登記的食品業者 102,202 家、飲食攤販業者 16,091 家；此外，尚有農發條例允許的農地加工、市場通路（賣場、超市、攤販、餐廳、網拍、食品原料行等等）。然而，該講義資料也指出，二〇〇九年的地方食品衛生行政稽查人力總計只有四百七十四人，[62]若是不能夠有效記錄、登記來改善行政監測能力，如何實施食品業者的自主管理體系？

由食品生產履歷制度、行政有效監測到食品業者自主管理，這一切都必須透過各部會重新協調且整合權責，同時也必須修正過去放鬆管制的文化，開放資訊和加入足夠的人力。台灣社會對於食品風險的恐慌，往往因爲不透明、隱匿和遲滯的行政作爲而被強化，系統性地破壞了人民對政府的信任。

事實上，作爲追趕型的國家，台灣的科技與經濟已發展到一個地步，技術上模仿的空間變得極爲有限，問題發生時也甚少前例可供參考，接下來的每一步都是未知；在這種情況下，若缺乏預防性作爲、缺乏對未來的願景，我們會變成一個迷路的社會。塑化劑僅是其中一顆「已」爆的炸彈，每一次的食安風暴並沒有讓政府、業者或者民眾有太多溝通的機會與機制，只是對現代生活所需的專家、政治、社會和經濟等系統，又劃下一道道的傷痕。

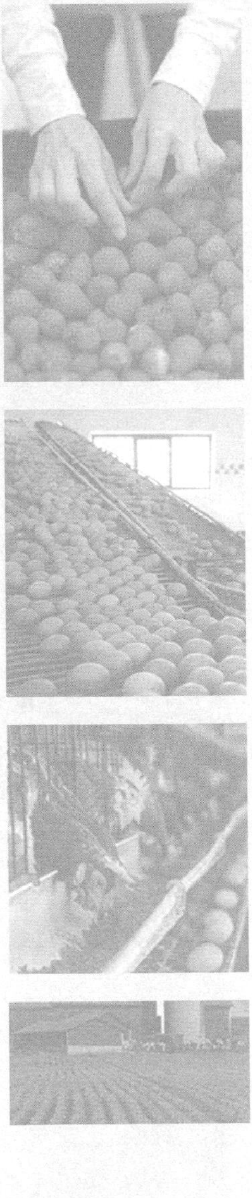

第五章

與狂牛共舞：牛肉工業及其風險

政府開放美國的帶骨牛肉進口，引發台灣社會的軒然大波。而且牛肉進口的談判過程不只是神祕，甚至連主管機關衛生署署長一開始也都認爲：「我們不能百分之百相信美國，天底下沒有百分之百的事，不可能有零風險。」

美牛輸台爭議大事記：

一九八六年全球第一起狂牛症病牛病例出現；

一九九六年第一起人類新庫賈式症病例出現；

二〇〇三年台灣首度禁止進口美牛；二〇〇五年四月台灣開放進口美牛；

二〇〇五年六月二度禁止進口美牛；二〇〇六年一月二度開放進口美牛（非帶骨）；

二〇〇九年三度開放進口牛肉（帶骨）；

二〇一〇年牛內臟問題；二〇一二年瘦肉精牛肉問題

襲捲台、日、韓的牛肉旋風

缺乏風險溝通，不理解社會價值，使得韓國政府在狂牛症與自由貿易議題當前時，無法做出讓民眾接受的風險治理，進而使科學的風險演變成政治危機。

一九八六年，英國境內首先發現狂牛症案例。到了一九八八年，狂牛症已經導致英國撲殺三百七十萬頭牛，試圖扼制這股可怕的浪潮，但是英國政府的努力很快被證明為徒勞無功。一九八九年，狂牛症散播到鄰近的愛爾蘭，隨著時間和牛隻的國際貿易，狂牛症的疫情在一九九〇年進入葡萄牙、一九九一年進入法國、一九九二進入德國，導致整個歐洲都陷入狂牛症的疫區。一九九三年，加拿大發現第一頭由英國進口而來的病牛，也將疫情擴散到北美大陸。二〇〇一年，狂牛症的疫情來到東亞的門戶日本。二〇〇三年一月，WHO 警告：遭到狂牛症汙染的飼料已經出口到東南亞。同一年年底，美國也出現狂牛症首例。二〇〇三年，台灣第一次禁止美國牛肉的輸入，也從此打開台、美兩國間與牛肉交織的愛恨情仇。

狂牛症的正式名稱是牛海綿狀腦病（BSE），學界普遍認為其病原體乃是缺乏核酸之醣蛋白（prion, PrP），換言之就是不正常形成的蛋白，它主要是源自一九七〇年代英國牧羊人大量撲殺感染「搔癢症」的病羊之後，將它們的內臟和骨頭磨成粉添加到穀類中，作為供應牛隻的「飼料蛋白質」。大量使用這種蛋白質之後，英國在一九八五年開始注意到有些牛隻會不自主搖晃和發狂，一旦發病便必死無疑。隔年，英國確認這種疾病就是 BSE。

值得一提的是，海綿狀腦部病變在歷史上早就存在，但狂牛症則是直到一九八六年才發現的新型病症。海綿狀腦部病變曾經發生在許多動物身上，除了在羊身上被稱作「搔癢症」，在人類身上則是庫賈氏症（Creutzfeldt-Jacob disease, CJD），可能來自遺傳或者醫療行爲感染，如手術。但是透過狂牛症而傳染到人，則屬新型的庫賈氏症。庫賈氏症和新型庫賈氏症的腦部病變的情況雖然接近，但臨床表現則有所有不同，尤其是新型庫賈氏症並非侷限在老年人，經常是發生在年輕人身上。兩者發病初期都有接近於失智症的病徵和四肢抽動等特殊情況，且大部分患者一旦發作後將在一年內死亡。

到了一九九〇年代，有關狂牛症的各種恐慌和猜測在歐洲達到高峰，這種疾病迄今被人們視爲無藥可救之症。英國政府曾經爲了推廣農業，由農業部長帶著他的女兒一同享用牛肉漢堡，然而小女孩不吃並大哭，眞實表現出當時大眾的恐懼。到了一九九六年，第一起人類新型庫賈氏症確診，也確認了動物傳染給人的風險。自此，狂牛症相關的議題未曾消退，反而因爲自由貿易之故，三不五時就會躍上新聞版面；一旦狂牛症風暴降臨，往往襲捲政治、社會、經濟各個層面，網路傳言也不斷延燒。

自二〇〇三年在美國發現第一起狂牛症病例之後，隨著世界動物衛生組織修改狂牛管制的分級方式以及與美國貿易的需求，美國牛肉的進口在台灣和韓國引發了許多爭議，演變到最後，兩國的民眾都走上街頭抗爭。

在韓國方面，進口美國牛肉是一個非常重要的貿易籌碼，韓國作爲美國牛肉出口的第三大國，牛肉貿易是韓美雙方談判桌上的重要一環。對於當時以企業管理方式治國的南韓總統李明博而言，這項貿易籌碼甚至可以向美方換取更高的碳排放量以促進經濟發展。

但是韓國政府的經濟考量並沒有贏得民眾的掌聲，反而引發了接連不斷的抗議。韓國和美國之間的牛肉進口協議是針對未帶骨的牛肉，並且在二〇〇五年後就啓動了許多談判，準備重啓牛肉貿易。不過，二〇〇六年三月，美國又發現狂牛症病例，於是韓國暫緩牛肉進口的議題。而台灣政府卻在同年一月才二度開放美國牛肉進口，面對此一風暴，台灣政府選擇信賴美國、繼續開放，韓國則是等到十月之後才重新開放。

然而，韓國才剛重新開放美牛進口，第一批進口的美國牛肉裡就被發現夾帶著協議中說好不可以有的碎骨。於是兩國之間剛開啓的商機又馬上關閉，韓國再度禁止美國牛肉進口。二〇〇七年六月，韓美簽訂自由貿易協定，自然而然重新開啓美國牛肉的貿易。才開放沒多久，進口到韓國的美國牛肉裡面甚至出現了脊椎骨的碎骨。由於狂牛症的威脅在骨頭和其他內臟部位的危險性遠高於肌肉組織，結果就是韓國再度關閉美國牛肉的進口。幾次下來，韓國人民不相信美國政府的把關，也不再相信韓國政府的作爲。

二〇〇八年四月，韓國總統李明博迫於美方壓力，在赴美前夕宣布將再次開放美國牛肉進口，造成韓國民眾的不滿如燎原之火，迅速竄燒韓國各地。這把火成爲二〇〇八年五月點亮韓國首都首爾街道的反美國牛肉燭光晚會，上百萬手持蠟燭的韓國民眾走上街頭抗議，甚至有人爲此焚身，迫使韓國官員接二連三下台；到了六月，韓國總理帶著閣員道歉並進行內閣總辭，仍未能平息韓國民眾的憤怒。這也導致原本已經簽訂好的美韓自由貿易協定一波三折，二〇一一年時又受到另一波美國牛肉進口的輿論壓力，直到二〇一二年三月才生效。

牛肉進口作爲自由貿易的籌碼，反倒成爲韓美兩國間最大的貿易障礙，這中間最大的問題就在於不能體諒民心、不了解國民期盼的究竟是什麼。韓國政府在爭議之後建立了相當嚴格的檢疫體系和設定牛肉進口的條件，而這些動作其實在最初進行風險評估時就能夠做到。另一方面，也因爲缺乏風險溝通，不理解社會價值，使得韓國政府在狂牛症與自由貿易議題當前時，無法做出讓民眾接受的風險治理，進而使科學的風險演變成政府風險，甚至是政治危機。

美牛扣關

雖然每個人都能夠理解在全球霸權下不平等的貿易現況，但並不是每一個人都願意進行這樣的交易，或願意投入同樣多的賭注在健康風險上。

✔二十一世紀的黑船來襲？

如前面提到的，二〇〇三年，美國境內發現一頭由加拿大進口的牛隻感染了狂牛症，使得美國也淪為狂牛症的疫區，這也導致我國的衛生署首度禁止美國牛肉輸入。二〇〇四年十月，衛生署聘請專家進行研討，認為美國牛肉的風險應該已經下降到相當低、相當安全的程度，可以重新開放進口。偏偏就在此時，傳出美國本土牛隻也受到感染的消息。但我們的衛生署在二〇〇五年四月，仍然決定開放美牛進口。同年六月，世界動物衛生組織修改疫區牛肉的規範制度，認定「由疫區屠宰三十個月齡以下去骨的牛肉可以輸出」，這樣的制度同時也支持了衛生署的決策。隨後，於二〇〇四年送往英國實驗室檢驗的美國本土病牛，被確認為狂牛症的病例，結果我們的衛生署又再度禁止美國牛肉進口至台灣。這種只開放兩個月又倉促決定

世界動物衛生組織的疫區分類：

WTO 的《食品安全檢驗與動植物防疫檢疫措施協定》附件 A 中將世界動物衛生組織所設立的動物健康與人畜共同傳染病有關的標準和建議，列爲 WTO 在動物方面所採用的國際標準。WTO 更在一九九八年與世界動物衛生組織簽訂合約，認定其爲 WTO 有關動物及其產品的國際貿易標準制定者。

世界動物衛生組織將牛肉產品分爲兩大項：**安全產品**和**規範產品**。安全產品指的是不受狂牛症病例影響，都是按同樣標準進行處理的產品，像是牛奶製品、牛皮等。規範產品則以風險狀態分類，依照風險評估、飼料禁令、宣導教育、疫情通報和監測系統等綜合評估，來確認狂牛症風險狀態是否可被忽略。世界動物衛生組織將風險狀態分成三個等級：**風險可忽略區**、**風險已控制區**和**風險未定區**三類。若是風險可忽略，則採較寬鬆的 B 檢疫制度；若是風險未達可忽略的程度，則必須採行較嚴格的一般性 A 型檢疫制度。

SRM 物質：

根據世界動物衛生組織的研究，造成狂牛症的「變異性普立昂（prion）蛋白」是位在牛身上的特定部位。這些部位包括：牛扁桃腺、迴腸末端，以及牛齡在三十個月以上的牛隻的腦、眼睛、脊髓、頭顱、脊柱等位置。在這些位置上的物質就是 SRM 物質。而在牛乳和肌肉組織上則沒有偵測到變異性普立昂蛋白。而 WHO 和歐盟消費者總署的見解也與世界動物衛生組織相同。因此，一般認爲只要能夠確實地移除 SRM 物質的部分，牛肉的安全就有保障。這是爲什麼無帶骨牛肉的爭議較小的原因，也是爲什麼進口帶骨牛肉、甚至是牛雜和牛內臟時的爭議及反彈如此大的原因。

資料來源：行政院衛生署食品藥物管理局（2012），〈狂牛症說分明〉，藥物食品安全週報（346），P.1-3。

關閉的牛肉政策受到大眾質疑，而且這短短兩個月開放期間所進口的牛肉又未強制下架，引發了台灣本土消費者團體和輿論的批評。

由於未帶骨的牛肉風險較帶骨牛肉風險低，於是在二〇〇六年一月，台灣政府終究還是開放了美國未帶骨牛肉的進口。雖然有許多人仍有疑慮，但因爲開放的美國牛肉是未帶骨且移除了高風險的 SRM 物質，再加上世界動物衛生組織已將美國列爲風險已控制區，因此美國牛肉在科學標準和貿易規則上都達到要求，使得其他國家無法拒絕美國牛肉的進口。

二〇〇九年，台美兩國之間的牛肉貿易情勢丕變。從一九九二年起就開始進行的台美「投資暨貿易架構協定」（Trade and Investment Framework Agreement, TIFA），在二〇〇七年的第六屆會議中，台灣政府試圖採行「堆積木」的策略，藉由探討簽署雙邊貿易協定、電子商務合作協定、貨運安全和貨櫃安全計畫等，目標就是要堆疊出台美自由貿易協定。在這種情況下，美國當然希望台灣能夠就牛肉進口的問題有所讓步。

二〇〇九年十月，政府開放美國的帶骨牛肉進口，引發台灣社會的軒然大波。而且這一年的牛肉進口的談判過程不只是神祕，甚至連主管機關衛生署署長一開始也都認爲：「我們不能百分之百相信美國，天底下沒有百分之百的事，不可能有零風險。」結果卻在談判結束、看見開放條件後表達失望，只能說：「好吧，我下台。」

對於美國而言，出口牛肉到台灣倒不是非常有爭議的事。首先，美國按照世界動物衛生組織的限制，出口的是三十個月齡以下的牛肉到台灣，這點跟韓國是相同的。其次，美國雖然有幾例的狂牛症病例，但是其養殖方法符合世界動物衛生組織的風險已控制國家之等級，只要能把有危險的部分去除掉就可以出口。最後，也是最重要的，台灣並沒有提出相對應的科學證據來阻擋美國牛肉的進口，反而只是以食品衛生管理法修法來阻擋。

二〇〇五年、二〇〇九年、二〇一二年三次美牛叩關，台灣政府的治理機制亂了方寸。透過國內修法來阻擋他國的貨物，明顯的違反自由貿易的原則。台灣政府受到民眾壓力所採取的緊急應變措施，其實就只是造成隱藏性的貿易限制。但「魔鬼藏在細節裡」，一次又一次的談判反而擴大牛肉開放的幅度，從原來符合世界動物衛生組織的安全貨品名單之末帶骨牛肉的進口，到後來進口帶骨牛肉、牛內臟的爭議，這些舉動將民眾不斷往風險較高的層次推，用意似乎就是在換取經濟利益。然而，雖然每個人都能夠理解在全球霸權下不平等的貿易現況，但並不是每一個人都願意進行這樣的交易，或願意投入同樣多的賭注在健康風險上。

即使如此，台灣政府卻一再嘗試在不公開的貿易談判上押注，在霸權的經貿壓力下交換人民健康，不禁令人懷疑，難道這就是台灣政府面對全球食品安全與強權宰制下的核心治理價值與制度？台灣國家與社會是否可以在這一次次的重大爭議中，深切的反省與建構永續的治理與發展價值？我們認爲，有幾個重要的思考點必須要社會各界共同努力，包括本案所涉及的政府治理、霸權政治、社會民主與科技民主等面向。

瘦肉經濟：健康風險或政治風險？

在瘦肉精的使用與進口議題上，不僅看見政府操弄專家委員會，也看到整個台灣社會再度陷入經濟發展與永續健康對立的假象與迷思。

台灣政府不斷增加美國牛肉開放進口的程度，甚至問題「名詞」也陸續增加，多到叫民眾很難唸清楚。很多人搞不清楚培林跟萊克多巴胺是什麼關係？在中國被禁用的克倫特羅又是什麼？爲什麼通通都叫瘦肉精，但是有的可以用、有的不行？

瘦肉精的問題非常類似於前面所提及的歐州與美國之間的荷爾蒙牛肉問題。瘦肉精其實只是一種俗稱，泛指相當多種物質。瘦肉精的眞正名稱是受體素（β-agonist），它屬於一種類交感神經興奮劑的藥物，主要功能是治療人類的氣喘，包括了沙丁胺醇（Salbutamol）、特布他林（Terbutaline）、克倫特羅（Clenbuterol）、萊克多巴胺（Ractopamine）、科爾特羅（Colterol）、齊帕特羅（Zipaterol）、塞曼特羅（cimaterol）、妥布特羅（tulobuterol）等藥物。這些藥物在一九八〇年代被發現具有加速生長的效果。使用瘦肉精可以促使動物蛋白質的合成，增加瘦肉量，讓家畜可以加速生長。因此對於畜牧業者而言，能讓牛隻、豬隻長得快，飼料也可以少用些，何樂而不爲？

但對於消費者而言，這也是一個「何樂」而

從氣喘藥到瘦肉精：

早期這些受體素除了萊克多巴胺以外，都是被用來解決人類的氣管或氣喘問題。像是克倫特羅就被當作是氣喘發病時的支氣管擴張劑。不過在一九八〇年代，美國的 Cyanamid 公司意外發現克倫特羅具有促進生長、增加瘦肉的效果，進而被用於製作畜牧業的瘦肉精。沙丁胺醇則除了氣管疾病外，也用在生產時和高鉀血症上，與克倫特羅一樣相當早就被發現有助於肌肉增長。

爭議核心的萊克多巴胺則比這些前輩較晚被使用。它的毒性較低且較易代謝，使得它成爲美、加等國的合法用藥。

「不爲」的問題。雖然消費者喜歡瘦肉，也喜歡物美價廉的產品，但並不表示消費者喜歡有「加料」的產品，尤其在美國進口的牛肉被驗出瘦肉精的事件中，就出現了台灣人民的期待、台灣政府的治理和美方認爲合理的標準之間產生落差的問題。

在瘦肉精的使用與進口議題上，我們不僅看見政府操弄專家委員會，也看到整個台灣社會再度陷入經濟發展（簽訂自由貿易協定）與永續健康對立的假象與迷思。第一，就社會民主面向而言，我們需要整體社會的思考與實踐。即使我們基於戰略布局必須簽訂貿易協定，產業政策與國民健康如何配套？要犧牲多少與底線爲何？事實上，短程來說，若台灣民眾強烈反對與堅持，則政府要延遲與美國的貿易談判，並策略性地強化與他國的經濟協議；長程來說，國民對霸權與全球食品風險的抵禦與社會思辨，不但啓動國家與社會抵抗全球化造成的環境與健康的威脅，同時可以作爲政府對外談判的堅實基礎。

其次，無論是全球經濟貿易競爭或食品安全的風險，都關係到社會分配與風險分配的議題。亦即，一旦簽訂貿易協定而致經濟獲利，誰將是最大的獲利者？誰將是犧牲者？屆時大部分民眾是否會食用到價格較低但來源不明的肉品？會不會導致全國肉品安全的慢性毒化，進而產生高度的健康風險個人化的問題，國家也將面臨更多的健保支出？

基本上，美國政府核准萊克多巴胺添加於牛飼料中，乃是由於其慢性毒性無法立即證明會危害健康。而且聯合國在食品法典委員會的多次討論中，亦達成耐受量標準的基本共識，使得原來缺乏科學共識來打開各國牛肉市場的美國有了立基點，讓美國在推動牛肉貿易時獲得國際標準的背書，以施展合法的外交與貿易力量推開各國防護的大門。

然而，我們也可以從事實面來看，美國境內的食品安全因業者大量遊說而管制鬆綁。根據美國疾病控制和預防中心二〇一〇年的資料顯示，美國每年有四千八百萬人因食品衛生問題致病，也就是說平均六人有一人致病，超過十二萬八千人需要住院治療，死亡人數達三千人，造成每年超過數百億美元的支出。換句話說，美國透過貿易霸權將境內的食品安全問題擴散爲全球風險，無論是基因改造產品、荷爾蒙牛肉到瘦肉精牛肉，都在無明顯危害人體健康的證據下，以 WTO 的原則爲武器，揮軍各國。

瘦肉精的安全係數：

二〇〇四年，聯合國食品添加物聯合專家委員會評估萊克多巴胺對人類心血管系統的無影響劑量爲六十七（μg/kg bw，微克／千克體重），並將安全係數訂爲五十。個體差異的安全指數爲十，並考量敏感個體的安全指數爲五，依據此安全係數建議的每日安全攝取量爲〇至一（微克／千克體重）。亦即，一個六十公斤的成年人，一天可以攝入六十微克（百萬分之一克）的萊克多巴胺。

這種情況造成了食品安全上的「一國兩制」。如台灣、日本、紐西蘭，雖然設立了瘦肉精殘留值的標準，卻又限制國內的廠商使用。這股趨勢在越來越多的爭議之下會引發各國多大的反彈和回應，尚無法推論。但可以預期的是：唯有建立起小國獨特的科學證據、社會價值與文化，以及相關的資料庫，面對大國壓力才有討價還價的餘地。否則單以文化和價值差異爲訴求，卻不能夠透過進一步的調查和研究將這些訴求呈現在資料和證據上，則食品安全將在自由貿易的洪流中被沖垮。尤其，二〇一二年的瘦肉精問題更證實了，科學不確定性的風險在牛肉貿易之前擋都擋不住。未來美國若強行將含瘦肉精的豬肉進口，我們是否做好了準備？

第六章

食用油造假三部曲

在整個假油和混油事件中，我們除了看見企業在食品安全上的貪小便宜，更看見政府在不斷加劇的風暴中，總是靠向企業主、爲企業的利益護航。

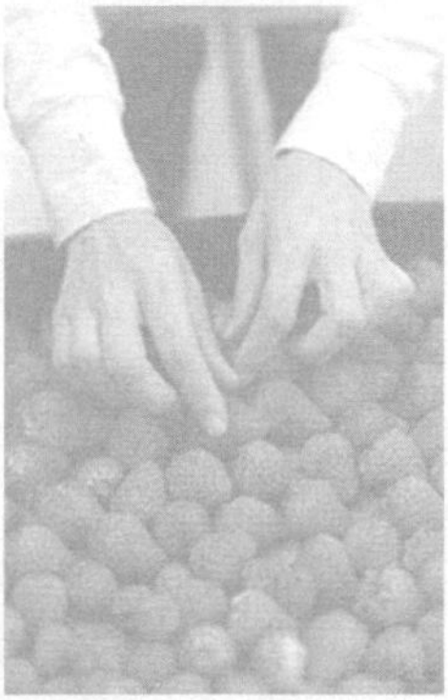

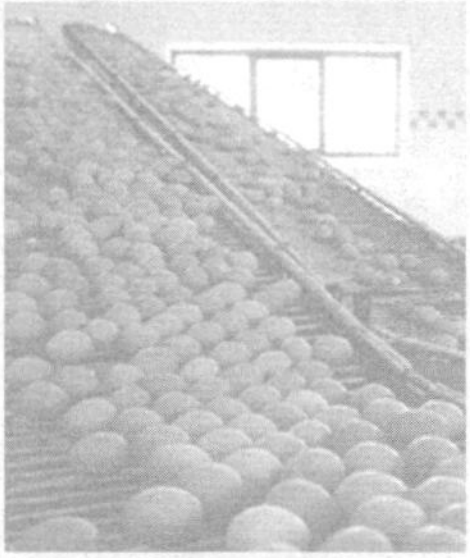

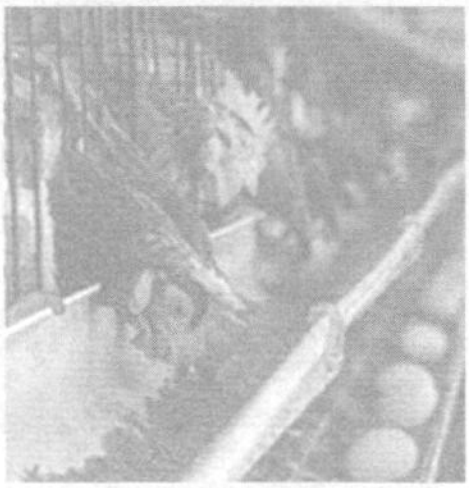

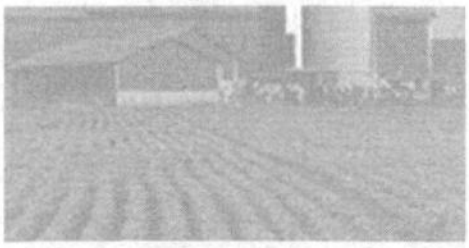

食用油風暴細說從頭

為什麼受人信賴的老字號會走岔了路？或許是因為要打價格戰。但即使精煉的棉籽油無毒，屬於標示不實的調合油，但因為欺騙了消費者，最終還是使得這些油品遭到封存。

台灣自二〇一三年到二〇一四年底間，陸續發生三起有關食用油混摻、造假、甚至加工餿水油（俗稱地溝油）的事件。這三次的食用油風暴，是從大統長基公司的混油被揭發開始，接著是隔年的強冠公司和來自屏東的地下製油工廠的油品問題，最終則牽扯到兩岸三地的頂新國際集團。影響層面也從單一油品擴及全台各種商品，許多百年老店中箭落馬，也讓仰賴食品代工、食品工業化生產鏈的食品製造廠摔了一大跤。

二〇一三年十月十六日，彰化縣的大統長基公司旗下標榜最頂級的液體黃金「Extra Virgin 特級橄欖油」[1]遭民眾檢舉有問題，衛生單位經過採樣之後，發現該油品的確摻有不明成分，懷疑產品有詐欺之嫌。因此衛生單位會同檢調單位前往大統長基的食品工廠進行搜索。在搜索的過程中，衛生單位發現有四桶、每桶三十公斤的不明膏狀添加物。大統長基的工廠人員表示那些乃是葉綠素，但檢察人員不相信，因此先進行封存。[2]

大統長基的特級橄欖油遭檢舉一事，其董事長雖然對消費者致歉，卻認爲是內部控管不嚴，並強調「銅葉綠素」添加於橄欖油中對人體無害。而後來也發現，大統長基所謂的特級橄欖油，其實是使用橄欖油混合廉價的棉花籽油、葵花籽油，再加入銅葉綠素調色。業者則辯解說，之所以會造成混油的問題，乃是因爲他們用同一套機器設備陸續生產棉籽油、葵花油、橄欖油所導致。[3]

此外，全國各縣市政府在清查國中小營養午餐的油品使用狀況時，發現共有八個縣市五十七所國中小學校使用大統長基的油品。除了嘉義縣市及澎湖縣願意公布十七所學校名單，其他縣市都以保護學生的名義拒絕公開資訊。[4]

另一方面，大統長基的離職員工又爆料其生產的沙茶醬使用垃圾食材作爲原料，包括來自越南和泰國的溼蠶豆代替花生、香菇則是取香菇殘根、魚則是使用過期的冷凍腐魚。大統的關係企業大聯製酒廠的產品，實際上也是以食用酒精配製的，也屬標示不實。[5]

大統長基的混油事件爆開後，衛生福利部著手調查進口棉籽油的流向。二〇一三年十月二十一日，衛生福利部於立法院衛環委員會中公布二〇一二年一月至二〇一三年八月的進口粗製棉籽油總量達七千六百一十九噸，其中有近六成（四千五百七十一噸）都流向富味鄉食品公司，大統長基僅占了四成；[6]甚且，衛生福利部原本只打算以「位於彰化的廠家」來帶過這份調查結果，直到立委要求才願意公布詳細資料。[7]

二〇一三年十月二十四日，原本保證油品沒有問題的富味鄉食品，坦承自家的產品混合了棉籽油。而原本富味鄉食品堅稱其進口的棉花籽百分之百都是用來精煉成外銷的產品，但彰化縣衛生局檢驗後顯示，其食用油品中的棉籽油比率甚至比大統長基的食用油品還高；大統長基的油品混棉籽油比率在百分之四．三到十三之間，而富味鄉食品的混合比例則高達百分之十八．五到二十八．七。[8]根據資料顯示，台灣的粗製棉籽油進口量高達七千六百一十九噸，但海關的棉籽油出口統計僅有五百七十噸，而富味鄉的財報亦顯示，芝麻油以外的其他油品僅出口一百二十九噸，其間的落差難以解釋；就有立委指出，其他的棉籽油恐怕都已經混到國內的食用油品裡。[9]同時，富味鄉作爲國內的芝麻加工大廠，還爲統一超商的涼麵代工芝麻醬、爲桂冠和西北芝麻湯圓代工，因此富味鄉的問題一經揭發，也讓其他食品大廠爲之一震。

對於很多製油同業而言，富味鄉混用棉花籽油是一件相當不可思議的事。原因在於，富味鄉主攻芝麻油市場，芝麻進口量達全台進口總量的三分之一，芝麻油出口量更占全台八成。富味鄉既不不走低價路線，同時也爲了 GMP 認證而投入大筆資金改善工廠環境。[10]作爲一個深受信賴的老牌子，[11]卻因爲這起黑心事件一夕間貨品全被下架。[12]

爲什麼受人信賴的老字號會走岔了路？或許是因爲要跟混油、非法添加銅葉綠素的大統長基公司比價格；[13]但即使其精煉的棉籽油無毒，屬於標示不實的調合油，卻因爲欺騙消費者，最終還是使得這些油品遭到衛生和檢調單位封存。[14]

二〇一三年十一月二日，頂新集團旗下的正義食品也有兩款食用油因爲調合油問題遭到強制下架。隔日，頂新集團旗下的頂新製油屏東廠也因爲混摻了大統問題油品而下架了橄欖油、葡萄籽油等二十一項產品。而頂新集團先前才向衛生福利部保證油品安全，結果很快陷入食用油風暴，甚至隱匿訊息達十九天，重創了企業形象。十一月三日，頂新國際集團旗下的德克士炸雞店也被揭發使用頂新油品。最後由於混油風暴及隱匿資訊，其集團董事長魏應充因此召開記者會致歉並且辭去食品 GMP 協會的理事長一職。

GMP 認證制度[15]

GMP 標章，或者有時候被稱之爲微笑標誌，乃是一九八三年由國家建設委員會要求經濟部工業局輔導食品工業實施「食品作業良好規範」（GMP）而成立的品保制度。經濟部工業局首先在一九八五年編列三年的專案計畫，以粉狀嬰兒食品爲基礎研擬草案，進而在一九八八年於食品工業發展研究所的食品 GMP 單元中舉行會議，草擬食品 GMP 推動要點。經濟部工業局在幾次會議後，於一九八九年二月二十二日公布「食品良好作業規範推行方案」來推動食品 GMP 認證制度，以及公告十六個認證產品類別，也使得食品工業發展研究所成爲第一個食品 GMP 的認證執行機構，於該年的七月三十一日起受理食品業者自願申請食品 GMP 認證。一九九四年，食品業者成立「台灣食品GMP發展協會」推廣食品 GMP 制度。以往食品 GMP 發展協會的理事長皆是由業界人士擔任，如第一任理事長蔡文林即是供應午餐便當的媽媽塔食品公司董事長，而第二任、第三任則是南僑集團會長陳飛龍擔任，這一慣例直到大統長期的混油事件迫使頂新集團的魏應充下台才結束。

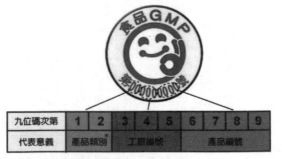

九位碼次第	1	2	3	4	5	6	7	8	9
代表意義	產品類別*		工廠編號			產品編號			

* 目前共計有二十六個種類的產品得以申請食品 GMP 認證。

政府缺乏風險治理應有的警覺性

技術官僚在行政上可能受到企業左右，
而學者專家也有可能涉入企業利益的糾葛而失去專業性和可信賴性。

在整起假油和混油事件中，我們除了看見企業在食品安全上的貪小便宜，更看見政府在不斷加劇的風暴中，總是靠向企業主、為企業的利益護航。也因此，在大統長基所引發的混油風暴中，政府及專家給人的信賴感進一步下降。尤其是在資訊流通的部分，政府實在是太過小看社會大眾追蹤與取得資料的能力；面對公眾的覺醒，無論是食品專家和技術官僚都面臨了極大的挑戰。

首先，根據消息披露，衛生福利部早在二〇一二年九月就已經接獲民眾檢舉大統橄欖油的問題，卻沒有即時處理，直到事件爆發後才成立「食品安全守護聯盟」，募集食品營養科系的大學生加入地方政府的通路查驗。[16]而爭議核心的棉籽油雖然經過精煉之後不一定帶有有毒物質「棉酚」，但實際上還是有許多食品原料中有棉籽油，而這些產品並不在衛生福利部的資料庫中，也不在事件爆發後的檢查名單中，像是中國的吉比花生醬、比利時 Häagen-Dazs 冰淇淋等等。而衛福部坦承過去沒有管控這方面的原料，又怎麼能夠保證它們是安全的？[17]

衛生福利部及食品藥物管理署在三聚氰胺、塑化劑等風暴中，就是因為資訊傳達遲緩的問題受到許多批評，結果在混油事件中非但沒有改進，還有隱匿消息之嫌。二〇一三年十月三十日，衛生福利部召開食安小組會議，當天傍晚衛生福利部發出公文要求各地方政府將三十七項脂肪酸檢驗不完全符合的油品下架，名單也流出供大眾知曉。但當日稍晚，衛生福利部又撤銷該公文，要求地方衛生局再調查源頭和工廠，並表示是要求稽查而不是要求下架。食品藥物管理署區管中心主任承認，是因為他沒有清楚交代才導致這樣的「烏龍公文」。[18]行政院則表示這是「誤發公函」，並且在同日將食品藥物管理署區管中心主任和北區負責人調離原主管職以為懲處。

但是案情峰迴路轉。後來有立委爆料，十月三十日衛生福利部部長確實指示將產品下架，但因為有油廠老闆打電話給衛生福利部施壓，才撤銷該下架的公文，下台者只是代罪羔羊。對此，衛生福利部雖然否認，但立委繼續爆料，乃是衛生福利部的一位主任向衛生福利部高層獻策撤銷原公文。當日衛生福利部雖然否認，隔天卻承認的確有一位參事建議撤銷公文；實際上，查廠後，三十七樣品項中扣除大統與富味鄉的產品，依然有一半是不合格的。[19]

技術官僚在行政上可能受到企業左右，而學者專家也有可能涉入企業利益的糾葛而失去專業性和可信賴性。在富味鄉食品坦承添加棉籽油調合食用油、以標示不實的方式售出的同時，立委又指出國科會和富味鄉在二〇一一年的產學合作計畫報告中，就已經指出七種市售芝麻油中有四種混摻了大豆油。[20]該份報告名爲「開發芝麻油混摻其他食用油檢測方法之研究」，主持教授選擇不公開報告，理由則是因爲該文當時正要投稿至國際期刊。[21]

但這樣的理由相當薄弱的原因在於，由於其研究已經發表在國際學術期刊之上，並且也已經過了兩年，應該要公開卻未公開。與主持教授一同擔任食藥署檢驗標準的協同主持人，也被指出在二〇〇八年獲延攬爲富味鄉食品的監察人，二〇一二年兩人還共同爲衛生福利部的「市售包裝調合油標示符合基準之研究」的產官學專家座談會擔任主持人，[22]二〇一三年這位協同主持的教授也受聘爲富味鄉的香港子公司金籽公司代表人。[23]另一方面，富味鄉同時聘請前衛生署食品處查驗科科長爲顧問。[24]雖然這些教授和衛生人員的爲人都非常正派，並且按當時產官學合作計畫的標準在執行；但其中的產官學關係、內部的潛規則，以及對社會有益卻不公開的學術貢獻，在這種沒有利益迴避的情況下，不僅再度顯示政府的鬆散管理，也是對學術中立的深思。

餿水油：加了糞水的風險感知

無論食品公司是否有使用某種原料，或者究竟是食用油還是飼料油被進口到台灣，食品衛生相關單位都不能靠「問」的，而必須建立制度化的資料庫。

「地溝油」原本對台灣人來說是一個相當遙遠的名詞。這個詞始於二〇〇三年的中國福建省，當時查到一間非法的地下製油工廠，其油品的原料就取自工廠鄰近的水溝、回收的餿水和其他雜質油。使用這類物質重新再製的劣質油品，後來被稱爲地溝油。據指出，餿水油可能有細菌或微生物汙染、重金屬殘留、黴菌或黃麴毒素汙染、化學殘留等問題。食用餿水油可能引發血管硬化、心血管疾病、致癌，[25]或是因體內自由基增加，引發血管發炎、硬化，嚴重時可能造成心肌梗塞、中風。[26]

二〇一四年九月四日，檢調單位兵分三路在屏東及高雄同時查緝由郭烈成所經營的地下製油工廠、葉文祥所經營的知名製油廠「強冠公司」，以及屏東老牌的飼料廠「進威」。[27]初步結果指出，郭烈成向環保回收業者購入餿水油，經過重新燃煮，將再製的劣質油品轉售進威和強冠公司。進威企業除了從郭烈成的地下工廠購入油品，也從翔奕皮革廠及另一家地下皮革廠購入皮革削除油，以及從鈳揚食品公司收購禽肉下腳料，[28]混合製成豬飼料，賣給高屏地區的養豬戶。[29]

高雄市衛生局派員介入調查時，強冠公司表示是從二〇一四年二月二十五日才開始向郭烈成採購豬油，而且他們誤以爲原料符合規定，旗下只有「全統香豬油」中鏢。強冠董事長表示，總共向郭烈成購入兩百四十二噸油品，按照一桶約十五至十六公斤來計算，一共製成五萬一千多桶油品，已流入市面的數量則約四萬八千多桶。[30]

一開始引發恐慌的是強冠

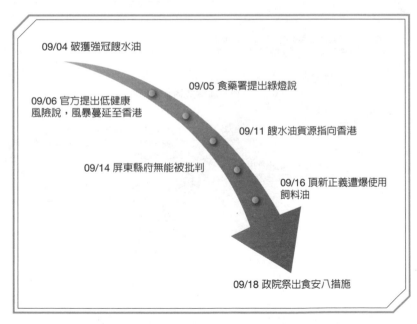

圖6-1　強冠餿水油事件發展（2014/09/04-09/18）

公司的知名產品「全統香豬油」。由於全統香豬油供應的對象廣泛，包括像是基隆李鵠餅店、黑橋牌食品、味全食品、味王食品、維力等食品大廠或知名品牌，而隨著調查深入，越來越多知名的食品大廠也中箭。根據食品藥物管理署至二〇一四年九月十五日的統計，強冠下游的食品公司或食品加工廠的數量約達兩百三十五家，使得上百種食品因此下架或銷毀。[31]

除了第一波受影響的知名品牌，陸續則是呷七碗、

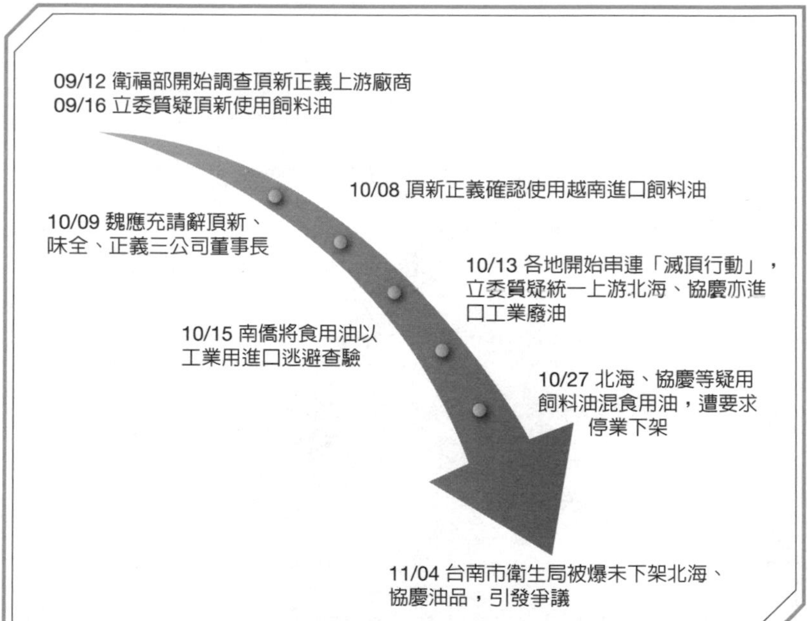

圖6-2　頂新、南僑等食用油造假事件發展（2014/09/12-11/04）

美芝城、五花馬、犁記餅店、玉珍齋、盛香珍、奇美食品、太子油飯、摩斯、春水堂和王品集團等等，也都爆出使用強冠的油品。[32]檢調更發現不只強冠有問題，台灣另一家知名的製油廠頂新集團旗下的正義油品，也遭懷疑使用飼料油來進行製油。[33]右圖是問題迄今的基本資訊，該事件仍是進行中的事件，因此將來仍有進一步討論的必要，目前僅就已引發的爭議和問題進行分析。

✔爭議之一：劣油未必傷身？

強冠餿水油事件的第二天，食品藥物管理署便召開專家會議探討此一議題。二〇一三年因大統食用油造假事件而臨危受命的食品藥物管理署署長，在結果尚未出爐之前便指出，即使是誤食這些劣質油也未必傷身，因此並未將健康風險燈號從綠燈改為紅燈或黃燈，甚且試圖將該事件定位為劣質豬油，認為強冠乃是將餿油水和回收油以一比二的比例進行再製，就比例和過程來看應該被視為劣質豬油。[34]與會的一位專家表示，雖然業者行為不可取，但這些劣質食用油的健康風險其實相當低，並認為許多媒體上的專家都只是捕風捉影，他認為民眾一天食用到的劣質油品大約只有三十毫克，大概就是一滴油，因此風險更低。「若強冠生產這些油、流入市面的時間估爲兩百天，有民眾天天吃，則兩百天會吃下一．二茶匙的問題油。舉例來說，強冠在三月至八月約兩百天期間，約有二十四萬七千公斤餿水油流入市面，若全台兩千三百萬人口有一半、約一千兩百五十萬人吃到，每人約吃到二十公克，再除以兩百天，每天約一百毫克，加上做菜用油會有殘油留在鍋底等因素，所以眞的吃進嘴裡的約有三十毫克，這三十毫克含多少黃麴毒素等有害物質需要檢驗證明，但相信也微乎其微，不易危害健康。」[35]

該位專家進一步表示，很多「專家」都不是食品專家，而是來自「營養、化學、化工」等領域，舉不出實證就不應該隨便說話。然而，前任食品藥物管理局局長表示，餿水油可能含有丙烯醯胺和其他化學分子，風險尚待檢驗，綠燈之說言之過早。而食藥署區管中心主任也舉例說：「糞便放進壓力鍋滅菌後驗不出微生物，但不代表可以吃下肚。」[36]尤其，像是風暴中的味全公司，其下架的十二項商品中有五項乃是嬰幼兒食品「味小寶系列肉鬆」[37]；換言之，不僅是風險產品本身的物性、化性尚未檢驗出來，對於不同風險族群所受到的影響也需要進一步調查，而非皆採綠燈的認定。

按食藥署和其邀請專家的邏輯，台灣的食品安全雖然設有「消費紅綠燈」，並且有「紅、黃、綠」[38]三種燈號，但恐怕將永遠綠燈了。根據標示，紅燈最爲嚴重，可能對人體有立即重大的危害，或是在國人攝食習慣下的暴露量將造成重大危害；綠燈代表沒問題，意指問題產品未進入我國、危險因子已被控制、標示不全，或對人體健康風險經評估後影響極微者。就這個意義上來看，假油與混油事件初期雖然暫且無法納入紅燈，但也不應該是綠燈。更正確的作爲，應該是將食品消費的情況改爲黃燈，表示問題產品雖無立即危害但有危害的疑慮，同時違反食品衛生標準且影響層面大。食藥署所建立的「食品藥物消費者知識服務網」甚至也建議：發生這種情況，應該要通知國內業者暫停販售和下架。[39]若是爲了避免民眾恐慌而永遠綠燈，那這個機制就是白設的。一般消費者之所以會尋求政治上的負責者以及風險的解決方式，像是透過食安紅綠燈來判斷政府對風險的態度，或者決定他們自身是否要承擔這些可能爬到餐桌上的風險，正是消費者內心對現代性危險所發展出來的意識所導致的行動。[40]

✔爭議之二：未落實的食安體系

反過來說，政府的食品衛生相關單位，從過去到現在都沒有切實地討論食品安全制度的結構問題，只是不停喊口號。尤其是在食品溯源、追蹤、認證和監督等環節上，更因爲油品事件而顯現出不堪一擊的窘境。事實上，台灣食品衛生相關單位首先在二〇一三年的化製澱粉風暴中宣布十大措施，包含：強制登錄制度、大幅加重罰則、追繳不當利得、從源頭控管化學原料、建置食品追蹤與追遡系統、明確規範全成分標示、鼓勵及提高檢舉基金、提高食品藥物管理局人員經費、研議食品安全基金、增加專家諮詢和民間團體參與機制。[41]

大統混油風暴後，政府又在二〇一四年一月十三日針對食品安全衛生管理法進一步修法，也就是強化三級品管、提高添加物使用與廣告不實的相關罰緩與刑度、新增食安基金、食品添加物查驗登記、基因改造食品原料追蹤與登錄系統等。[42]同時也推動 GMP 精進方案，將過去以產品爲單位的認證方式，改以全廠全產品爲單位。但在修法緩衝期間，我們又再次看見政府在制度設計上仍有待商榷之處。

首先，由於目前食品原料的進出口並未建立資料庫，自然缺乏追蹤系統，進而導致追查上的困難。尤其是大宗原物料進口卻仰賴紙本作業的情況，可能給予不肖廠商可乘之機。例如，在本次事件中，強冠向香港金寶運公司進口的豬油，直到事件爆發後才發現其公正報告乃是造假。於是食藥署針對中國、澳門和香港等地的進口油品改採書面審查、產品檢驗和官方證明三管齊下的方式，同時取消民間公正報告，而其他國家仍然可採行民間公正報告。[43]但過去食藥署就無法抽驗出油品是否爲餿水油，討論抽驗方式的專家會議仍在進行中，這樣的措施是否有效尚待考驗。

政府單位對油品的檢驗無力可從以下兩個近例看得出來：台中市衛生局在二〇一四年九月十一日詢問王品集團有無使用豬油，王品雖然否認，但旗下曼咖啡的番茄蔬菜湯卻因使用了強冠出產的豬油而在二〇一四年九月六日自主下架，九日又重新上架，顯示出可能有隱匿資訊的情況。[44]又如，屏東縣府和高市衛生局在進行飼料廠的查驗時，才發現正義和強冠都與飼料廠一同從澳洲進口四十六批牛油，其中有二十四批跟飼料廠合艙；合艙就表示各貨主可以互相提調同一批商品。[45]無論食品公司是否有使用某種原料，或者究竟是食用油還是飼料油被進口到台灣，食品衛生的相關單位都不能靠「問」的，而必須建立制度化的資料庫，這才是台灣食品治理的結構性問題。

另一方面，強冠公司在混油風暴中能夠出示來自台灣 SGS 的檢驗證明，[46]又或者在它的二十五種食用油產品中有十二種具有 GMP 認證，而出現問題的全統香豬油雖然沒有取得 GMP 認證，但強冠仍被視爲 GMP 的優良工廠。[47]這種情況發生在 GMP 認證改爲全廠全產品認證方案的緩衝期，也迫使 GMP 的精進方案有必要加速啓動，更說明目前的 GMP 標章已經失去效力，來到存廢爭論之際。

行政院試圖挽救食安風暴，祭出所謂的八大措施：加重刑責罰鍰、提高檢舉獎金和吹哨者條款、公布中央檢舉專線、實施油品分流和輸入查驗、加強廢油回收管理、落實三級品管（二〇一五年一月開始強制第三方驗證，優先納入「食品良好衛生規範」）、食品雲上線時間提前（食品業者一律使用電子發票）、推動食品GMP改革（視民意決定日後是否廢除）。但我們可以發現，二〇一三年和二〇一四年公布的措施並沒有什麼不同，而問題都是一樣的：沒有確實執行。

企業的社會責任

預防性下架跟實際上已經確認有問題的產品之間，必須要做出有力的區隔，而這得靠政府單位在資訊流通和標示上再下苦功。

雖然行政院提出了所謂的「食安八措施」進行危機管理，試圖要挽回民眾的信心，重振食安管理機制，但是就在公布這些措施的前一天，高雄市衛生局卻發現之前被懷疑有問題的正義油品等，以及鑫好等六家上游油商的產品數據有問題。衛生福利部一面宣示安全，一面卻將案件轉向台南、嘉義、高雄等地的檢調單位進行偵查。當立委再次質詢是否有飼料油工廠供貨給頂新集團的正義油品，衛生福利部仍不願意正面回應，衛生福利部轄下的食品藥物管理署還表示：正義油品的確有進口工業級飼料油，但用途乃是轉售給南僑公司生產肥皂。但隔日，台南地檢署公布消息，破獲正義公司向鑫好公司購入工業級飼料油來混充食用油。對於這整個過程，食品藥物管理署顯然有包庇和隱匿資訊的嫌疑，而行政院每次都會祭出的措施又再度破功。

作為兩岸三地著名的食品集團之一，頂新集團從一九九二年在中國成立康師傅泡麵這個品牌而崛起。短短的十年間，康師傅在中國持續擴大營運範圍至糕餅和飲品，接著在一九九八年掌握台灣的知名老品牌味全的經營權，二〇〇二年將康師傅引入台灣。頂新挾其在中國累積的雄厚資金，在台灣不斷收購相關產業，二〇〇五年收購知名的油脂加工廠正義，二〇一三年在台灣推出其在中國的速食品牌德克士，另外也因收購台北金融大樓公司的股權而成為台北一〇一的最大股東，以及推出手機品牌「INHON」，事業跨足多面向。

食安風暴讓頂新集團的董事長同時辭去正義和味全兩家子公司的董事長職位。同時，經調查，頂新不僅向鑫好購入不可食用的油品，也向大幸福公司進口越南的飼料油。此一事實經越南官方證實，越南政府也著手調查究竟有多少的飼料油出口至台灣。檢調單位亦發現頂新集團有自己的食品檢驗中心，但是該中心進行檢驗的結果並不是要爲食品原料把關，反而是爲其黑心事業的生產鏈辯護。

✔結構性漏洞

強冠和頂新皆出現油品詐欺的問題之後，在豬油市場中排名第三和第四的南僑和統清也被列入懷疑，尤其當時的行政院院長還曾宣稱有兩個食品產業的未爆彈。很快的，食品藥物管理署便公布南僑從澳洲所進口的乃是產業用的油品，進而採取預防性下架的措施來處置。南僑化工方面一開始試圖要控訴衛生福利部和食品藥物管理署，並且要求國賠，但很快就發現自己站不住腳，因爲若進口的是工業用的油品原料可以降低關稅、加速通關的速度，而且這麼做也可以規避食品藥物管理署所必須進行的檢驗。因此，無論南僑化工的油品最終是否能夠被食用，其本身就採取了不合法的途徑進口食用油品原料。澳洲政府在台灣食品藥物管理署的要求下給出回應，指出南僑化工所進口的油品乃是「產業用」（industrial use），由於該字同時也有工業用之意，因此南僑認爲這是英文翻譯的問題。但是食品藥物管理署代理署長則表示，驗關時不僅發現箱上有英文，同時亦有中文標示不可食用之意；無論如何，企業方面所採取的行爲顯然是爲了圖小利而違法。

另一方面，當頂新的上游、也就是出口越南油品的大幸福公司被越南官方公布根本沒有食品許可證也沒有任何執照時，從二〇一一年到二〇一四年七月間，大幸福公司出口到台灣的六百萬公斤食用油和四千三百萬公斤飼料油的安全性堪慮。這種問題的發生主要在於食品藥物管理署過去採取業者自主管理的方式，卻缺乏良好的監督與查證機制，就連所謂的的官方證明都是造假的，在報關時也未向越南官方確認，自然就形成結構性漏洞。

這種結構性漏洞不僅存在於國際貿易間，我們也可以想像目前台灣這麼多攤商的原物料是從哪裡來的？又是怎麼來的？政府應該見微知著，開始針對這些結構性漏洞擬定補救方式或修正措施，以減少食品風險的未爆彈。

由於頂新、味全和正義油品的問題，造成大眾對頂新集團的不信任。這股不信任的狂潮在幾天之內襲捲頂新集團旗下的所有食品產業，像是過去一直站在鮮乳業龍頭的林鳳營品牌。林鳳營原本在台灣的鮮乳市場中掌握百分之三十五以上的市占率，遠遠甩開競爭者統一鮮乳和光泉鮮乳。然而，因爲消費者對頂新產品的信心全失之故，連帶使得林鳳營受創甚深，還影響上游的酪農生計，導致政府必須介入主導，要求味全將其生乳源釋放給其他鮮乳公司，如統一、光泉和養樂多等等。這樣的舉動同時扭轉了林鳳營原本在鮮乳市場中的霸主地位，讓統一和光泉居上；而由於統一握有光泉近三成的股權，因此實際獲利最多者將是統一企業。

再者，頂新集團黑心企業的形象，也影響到它的募資和銀行借貸。由於頂新缺乏企業應該承擔的社會責任，因此銀行團得以引用「赤道原則」拒絕提供借貸。而頂心過去所有的問題也都被揭底，包括 TDR、購地，甚至是被懷疑捲入了一九七九年的多氯聯苯事件。另一方面，大統長基的混油案結果出爐時，也指出頂新味全使用大統長基的棕櫚油來混充橄欖油，正是基於成本考量。頂新味全本來是向西班牙進口橄欖油再分裝，但因爲橄欖油的價格極高，而棕櫚油的價格極低，於是企業遂向利益低頭。棕櫚油屬劣質油品，其特性是在低溫時會凝固，因此頂新味全還使用了深色的瓶身企圖混淆視聽，並且添加乳化劑使油品在冬天不會凝固，最後再教育員工向客戶說明其油品的特性；其瓶裝上有橄欖的圖樣，實際上卻僅含有百分之一的橄欖油。

赤道原則（Equator Principles）：
目前有七十三家國際性銀行簽署同意採行所謂「赤道原則」，亦即採用世界銀行的環境保護標準與國際金融公司的社會責任方針，審視企業對社會、環境的影響，並考量企業是否履行社會責任等等，作爲評估融資的參考指標。

強冠、頂新、南僑、統一……食品問題一波波，雖然我們很難將責任完全歸咎給政府，但是行政院原來打包票的食品安全，居然在這麼短的時間內瓦解，不啻對政府施政是一記重擊。尤其是在處理過程中，政府遲遲不願意立刻公布問題產品名單，後來又只說可能會有原子彈級的食安事件，只是更增加民眾的恐慌。沒錯，預防性下架的作爲可能會造成合法生產的廠商受損，而且過早公開名單也可能造成檢調單位無法順利收網。但假如已經有確證的名單確實應該早點公布，並且盡早採取預防性下架的措施來保護民眾的消費安全和健康，才是維持大眾對政府信賴的唯一良方。

當然，政府的危機管理能力確實有所進展，但必須更加符合民眾需求和問題解決之道。預防性下架跟實際上已經確認有問題的產品之間，必須要做出有力的區隔，而這得靠政府單位在資訊流通和標示上再下苦功。另外一方面，針對食品危機而設立的食品安全跨部會辦公室，則非眞正對症下藥。針對食品安全問題其實已經有行政院的跨部會會議，新增辦公室只是制度的常態化，純粹增加在危害管理上的橫向聯繫，其價值對於減少食安風暴和防止政治危機是相當低的。現在最需要的應該是預防的、管理的全責單位，並進行整體食品安全治理機制的總體檢和再評估，進而修正既有的食品安全管理機制。在這種情況下，傳統的食品安全管理單位，如衛生福利部及其轄下的食品藥物管理署，以及環保署、經濟部和農委會等等，自然都要納入討論的組成，更要將民間企業和消費者團體納入這個長程的制度設計中，增加知識基礎和合法性，共同設想如何防止各方面的食品安全問題。

第七章

公民覺醒

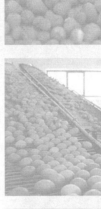

毒物科權威、林口長庚醫院臨床毒物科主任林杰樑，因肺部感染併發多重器官衰竭逝世……妻兒眼中的「俠客」林杰樑，在他最愛的《滄海一聲笑》歌聲中辭世。

各界悲痛哀悼，讚譽長期捍衛食安的他是「國民醫師、台灣良心」。[1]

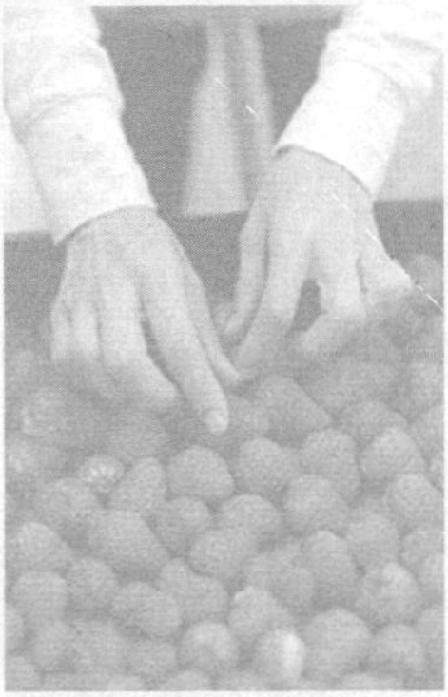

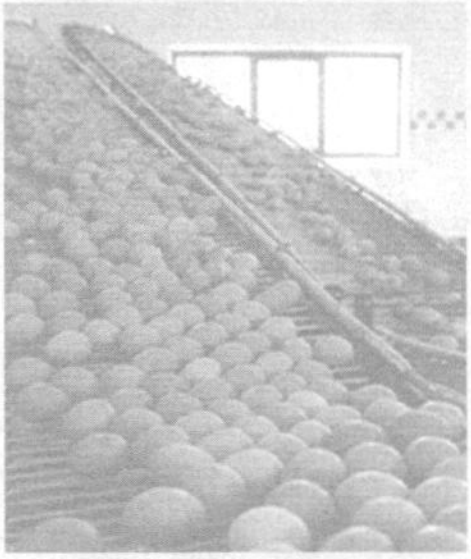

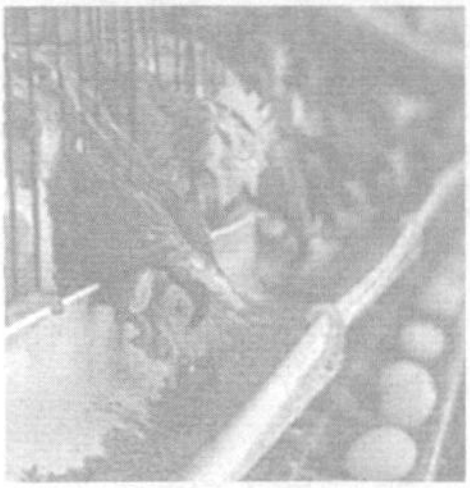

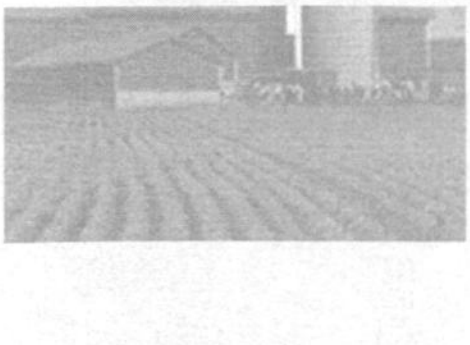

這幾年來，台灣一旦發生食安問題，媒體上就會出現醫界和學界的非官方專家為民眾解惑。其中，林杰樑醫師是最常出現在新聞報導裡的毒物專家，甚至是走入一般的健康節目中為大眾說明各種食安議題。從三聚氰胺、塑化劑、瘦肉精到近年的化製澱粉，這些非官方的專家不僅提供意見，對於政府試圖安定民心卻不願開誠布公的態度，他們以其專業訓練和長期關心食安議題的經歷，提出強而有力的批判。這些非常理直氣壯的公民社會之聲，也迫使政府打開黑箱會議，如此一來，政府的食品安全決策才能公開透明，提高可信度。但實際上，政府經常與這些非官方的專家有所對立，甚且不願意徵詢他們的意見。

前面幾章我們已經探討了台灣社會所面臨的許多食品問題，也已經看到當前的食品治理不僅在政策和行政措施上仍有許多改善空間，更重要的是，台灣政府以經濟和貿易為依歸的思維仍然沒有改變，造成面對食品問題時反應遲滯，慣於隱匿資訊。

另一方面，即使不斷發生食品安全爭議，政府習慣以專家政治、科技官僚和「教育」民眾的方式，回應社會各界對食品風險治理的挑戰。這種修補式的食品風險治理典範缺乏對全局的思考及納入公民參與的知識基礎，終究會造成許多食安未爆彈隨著時間偶然地被引爆，而非透過風險治理的方式預先拆除炸彈引線，降低對民眾的健康衝擊與社會影響。

雖然政府的腳步緩慢，但直接受害的公民和非官方專家已經有了不少行動。因此，在此值得花時間探究公民在當前的食品議題中所採取的行動，以及可以扮演的角色。

食品問題在台灣沒有停過，但我們可以看見食品安全是日漸提升與受到重視的。而從數次的食安風暴中，我們也可以發現在問題解決上的主要困境，在於食品安全的治理結構缺少可受公評、廣納各方資訊及可受監督的決策機制，也缺乏預先防範的體制。

本章將藉著前面這幾次事件的脈絡，談談一般消費者和當前的公民社會運動，如何有助於食品風險的管理機制；最終，或可藉著這樣的討論，思考身爲一個消費者要怎麼面對各項食品風險。當我們關心送入口的食物，並且願意爲此付出行動的時候，我們其實就是在發揮我們的政治影響力改變台灣社會。

公民才是食品安全最強大的監測者

每一個願意稍微花點時間閱讀產品標示的消費者，
不僅是看管了自己的健康和荷包，也是協助政府監督這些產品製造商與銷售通路。

二〇一三年八月十七日，香港一名自稱熱愛吃麵包的青年演奏家（網路名稱 Keith），在網路上分享了他試做麵包的經驗。當時胖達人麵包的香港分店才剛開幕兩個月左右。Keith 吃了胖達人的麵包後驚爲天人，他沒想到「天然原料、天然酵母且無添加物」的麵包居然會這麼好吃。他愛吃到一個星期要逛三次胖達人，並且到處推薦給朋友，甚至還想要試試看自己做出這麼好吃的麵包。於是他從胖達人的廣告中找靈感，買了麵包機、進口水果、日本麵粉、有機糖等等，花上一整個禮拜的時間製作天然酵母。

結果，當然他做出來的麵包遠比不上胖達人的麵包，無論色香味皆欠佳。他每一種口味都反覆做了三次以上，還不斷提高藍莓和芒果乾的比例，最後果乾都比麵粉多了，就是做不出胖達人「天然」的香氣和口感。最後，他買了人工香精添加在麵包裡，麵包還沒烤好就已經香氣撲鼻，完成後的口感也和胖達人麵包一模一樣。

他將這個荒謬的經驗發表在他的部落格和臉書上，五天之內就吸引超過三十七萬人的關注，事件越滾越大。他的經驗引發廣大的討論，進而使台灣網友合理推測胖達人其實並非如其標榜的全面使用天然材料，而是添加了香精。

胖達人方面最先的回應是他們未添加任何人工香精，並且說明這兩年來不斷有人檢舉卻仍然都檢驗合格，接著又在同日改口說未添加任何工業用的人工香精，引發了爭議。胖達人透過聲明稿回應指控，並且清楚載明將對散播不實謠言的網友提出刑事和民事告訴。隔天，胖達人卻又刪除禁止網路轉載的要求，最終更是被判定廣告不實，他們也承認確實使用了香精。這個事件發展到最後，胖達人十七家店全數倒閉，也完全地失去了品牌價值。

✔食品安全不等於安心

我們的日常生活中其實很難避免香精、色素、防腐劑和甜味劑等食品添加物的使用。使用合法且適量的食品添加物也代表了科學上的安全性。然而，消費者更在意的，是標榜「天然且無添加」又口感甚佳的產品，應該要名符其實，其兼具健康又好吃的意涵，才是消費者願意掏出錢包的原因。消費者的目標是要買到健康和安心，而不只是安全。

雖然使用香精是合法的，且效果極佳，但是廣告不實、食品詐欺是非法的，對於企業和消費者之間的信賴更是一種毀滅性的打擊。筆者這幾年逛烘焙展時，看見各種香精和人造食品原料，都會忍不住讚嘆食品化學的神乎其技，已經不只是以假弄眞，還讓多數人都信以爲眞了。胖達人最大的問題就在於它試著讓顧客信以爲眞，而且不願坦承使用香精。當香港網友揭露訊息時，胖達人馬上就做出回應，指責對方是不實的指控，還質疑網路流言是市場競爭對手的手段。

食品專業人員認爲胖達人事件其實只是廣告不實、是一種詐欺行爲，而不是眞正的食安問題。就技術面來看，好像確實如此。但如果從消費者和政策制定者的角度來看，這樣的廣告不實，這樣的食品詐欺事件，就意謂著不夠安全的食品治理。政策制定者若是沒有注意到民眾的眞正需求，只是試著教育民眾不要恐慌、把問題都交給專家即可，那麼在這麼多的專家意見彼此競替又不見得受到民眾尊重的同時，消費者信心就會崩盤。

說來有點令人難以置信，但是有關食品問題的監測，民眾在日常生活中所能做的，在某種程度上甚至比食品治理機關還要多；原因無他，每一個願意稍微花點時間閱讀產品標示的消費者，不僅是看管了自己的健康和荷包，也是協助政府監督這此產品製造商與銷售通路。公民才是整個食品安全最強大的監測者，但前提是有一套公開透明且方便查詢的食品標示、原物料登錄和製造廠商與生產鏈的登記制度。沒有這樣的制度支持，公民再怎麼認眞花時間詳讀在超市裡的商品內容，也無法看出什麼端倪。

食品安全認知落差：民衆和企業

面對各種保健食品、有機商店的興起，消費者在吃東西時是否還是以價格決定一切？若說消費者只會貪小便宜，只是凸顯了企業「寬以律已，嚴以待消費者」的心態。

二〇一三年六月，網路上一支「冰淇淋六小時不融化」的縮時攝影影片曝光後，引起廣大的討論，甚至有網友做了一個「統一長明燈」的實驗，還放上網路直播，吸引許多網友爭相點閱及轉發。經過二十個小時，影片中的冰淇淋的形狀還在，有網友諷刺說：「地震急救包一定要放一支！」[2]

針對在網路上引發大量質疑的瑞穗鮮乳蛋捲冰淇淋，產品所屬的統一企業的公關經理則表示：「一般消費者都以爲冰淇淋很容易融化，但融化的速度其實是受到溫度、乳化效果和粘稠劑的影響。就統一的產品而言，延緩冰淇淋的融化速度是爲了方便消費者食用，不僅符合食品衛生管理法，而且成本還比較高。」[3]然而，關於成本比較高的說法，民眾不見得能夠接受。

事實上，在此事件之前，統一企業知名的產品統一布丁就因爲供應商立光農工將工業等級的防腐劑「乙烯二胺四醋酸二鈉」（EDTA-2Na）作爲食品原料，而導致全面下架。而業者之所以使用立光農工的原料，便是因爲價格較正常價格便宜了六成。[4]

雖然這幾起事件很快就落幕了，但對於什麼是可以讓人安心（並非安全）的食品，企業和民眾之間有著相當的落差，這一點在過去很少被凸顯。有時候消費者會在某個事件上強烈地意識到風險的存在，又或者是憑著過去對企業的印象，進一步強化對於風險的感知。統一的產品並未違反食品安全衛生管理法，造成其產品有問題的原因乃是供應商，但是當企業可以選擇較爲天然的食材原料，卻基於利益考量而不願意使用時，就會被大眾責難。甚且，在前述的布丁下架事件中，企業集團總經理曾經澄清表示：大陸生產的布丁原料是進口自智利，跟台灣的黑心原料不同，所以暫時不會下架。[5]想來令人感嘆，過去的食安問題常常是發生在彼岸的新聞，今日台灣和大陸的食安關係似乎悄悄地改變了，而這不只傷害了台灣人民對於台灣食品的信心，對其他國家和地區的人們也會造成影響。

根據歷次的食安風暴中對產品所做的比較，我們不難理解民眾對於食品原料有什麼樣的期待——民眾希望能夠吃到天然的食材、減少添加物的使用、最好是非基因改造的產品。同樣的，民眾也期待企業能夠對食品安全做好把關的動作，以及要能夠要求供應商的品質。

但是民眾的希望跟企業對民眾的想法恐怕有相當大的落差。這個落差值得所有食品產業相關人員與民眾一同來思考。

✔只會撿便宜的消費者？

二〇一三年六月二十五日，也就是「沒有米的米粉」、「統一長明燈」和問題布丁等產品下架事件之後，一位知名企業的總經理在股東會上發表了這番看法：「廠商都在做價格競爭，消費者都只會撿便宜，我不認為食品安全會有太大的進步。」[6]

這番說法似乎暗示著，今日的食品之所不安全，是因為企業和消費者都「貪小便宜」，才導致食安風暴。

首先，關於企業貪小便宜，或可從該知名企業的產品在近幾年的食品風暴中幾乎「無役不與」看得出來。在塑化劑事件中，其旗下的某膠囊雖然公告未含塑化劑，實際上卻被驗出 DEHP、DNOP、DINP 這三種塑化劑；其標示最高等級的一等有機糙米，也在消基會的抽查中發現是三等以外的「等外」米。[7]在毒澱粉事件後，該企業也被質疑有七樣產品使用了問題原料。

關於「價格競爭」，這位經理人確實說出了相當的實情。企業大量使用食品工業化、委託代工的方式來降低自身的成本，而且這並不是單一企業的情況，從近幾年來每一次食安事件爆發時，就如骨牌效應般一堆企業中彈，可以得到驗證。食品安全之所以有問題，企業要負相當的責任。

反過來說，台灣人眞的是「貪小便宜的消費者」嗎？到超市或超商消費的人，講求的是便宜嗎？還是方便？或者乾淨？是不是還有健康考量？環境友善？預防疾病？面對各種保健食品、有機商店的興起，消費者在吃東西時是否還是以價格決定一切？

舉例而言，近來不少食品企業紛紛強調產品的健康賣點和天然與有機訴求，而這些生技和有機產品並沒有眞的比較便宜。因此，若說消費者只會貪小便宜，只是凸顯了企業「寬以律已，嚴以待消費者」的心態。

也有人說，消費者只憑味道、價格、廣告在選擇商品，這種說法同樣是將消費者的類型給單一化。實際的情況是：消費者當然希望能夠吃得便宜又健康，若吃的環境友善、乾乾淨淨當然更好，但是在幾個目標之間衡量的結果，每個人的接受度都不同，也會產出不同的消費群體。這些群體之間會有資訊落差，而儘管食品資訊常常是不透明的，可是有許多消費者並非單憑色香味在選購食品。尤其在網路資訊如此發達的情況下，許多的消費者集結成團體、合作社或是其他類似的互助社群，透過使用心得、分析和所謂的「開箱文」，讓資訊更加流通。統一長明燈是一個案例、胖達人是一個案例，沒有米的米粉更是公民團體、媒體和技術專業人士的合作所揭發的食品議題。

接下來，我們將進一步跳脫個人經驗，看看大部分的台灣人對於每日飲食、政府治理和專家治理的風險感知又是如何。

食品風險感知

風險對專家而言是機率的問題，對一般人則是有無的問題。人們擔心食安風險，也但願自己可以安心享用美食，而不是上餐桌如坐賭桌。

二〇〇六年，中央研究院社會學研究所與台灣大學社科院風險社會與政策研究中心進行了「比較歐盟及其成員國與台灣的跨國食品安全感知」的調查。[8] 調查中，我們以較爲自由放任的英國、嚴格制定標準的德國，以及整個歐盟民眾的食品風險感知，與台灣民眾做對比。由於全球食品安全自一九九〇年代以來在世界各地紛紛亮起紅燈，特別是歐盟成員英國爆發狂牛症的牛肉安全爭議、基因改造食品進口歐盟等等，在一連串的治理改革下，歐盟政府在二〇〇五年首度進行二十五個成員國的食品風險感知調查。相對的，台灣自二〇〇四年起爆發連串的戴奥辛汙染牛奶、鴨蛋（肉）、美國狂牛症牛肉進口爭議、孔雀石綠石斑魚爭議，也引發整個社會的疑慮。在這個脈絡下，我們於二〇〇六年進行台灣方面的調查，並分析跨國的比較結果。

根據下頁表格的跨國比較結果，我們發現幾個重要的指標。第一，台灣民眾對國家治理食品安全的不信任感，相對於其他國家顯得較爲強烈，無論是對政府的管制信心、保護消費者的決心、告知民眾風險資訊等等，都可以明顯看到台灣與歐盟、英國、德國的差異。第二，英國與歐盟在歷經狂牛症爆發後約十年，民眾對食品管制、風險溝通等政府治理能耐的信任演變是有目共睹的，政府逐步取得民眾的認同，民眾也日漸恢復對政府治理的信心與信任；特別是英國，從慘烈的喪失公眾信任，到政府治理程序大幅的革新，數年之內恢復公眾的信任。換句話說，一旦國家進行系統性的風險治理革新，必定有機會回復民眾的支持與信心。[9]

就跨國的比較分析而言，歐盟與其成員國的消費者都比台灣的消費者更加有感於國家的食品安全管制作爲，相對於台灣的消費者，不同意政府管制作爲的程度也較低。也就是說，無論是相較於自由放任或者嚴謹治理的國家，台灣民眾對於國家的食品安全治理能力都明顯的較不信賴。

此外，整體而言，歐盟的消費者也較相信政府能夠對健康風險迅速做出反應。至於政府處理民眾風險感知的部分，我們可以見到較爲官僚和相信專家的德國與台灣相近，而英國與整個歐盟則抱持著較爲正面的看法。同樣的觀感也發生在政府是否充分告知民眾有關食品風險的問題上。德國的不信任情況明顯嚴重於英國和整個歐盟，但相較於台灣有高達六成的消費者不相信政府有關食品風險的說法，德國又公衆已意識到政府的食品安全管制：

國家	台灣	歐盟	英國	德國
同意	47.1%	61%	59%	56%
不同意	48.7%	39%	41%	44%

對公民的健康有危險時，政府能迅速反應：

國家	台灣	歐盟	英國	德國
同意	48.8%	56%	51%	49%
不同意	49.2%	33%	33%	42%

政府認真看待公民對健康風險的擔憂：

國家	台灣	歐盟	英國	德國
同意	47.4%	54%	53%	45%
不同意	50.8%	35%	31%	44%

政府充分告知民衆有關食品的風險：

國家	台灣	歐盟	英國	德國
同意	36.4%	50%	48%	40%
不同意	60.7%	39%	38%	48%

政府對食品風險之行動的評估：

國家	台灣	歐盟	英國	德國
同意	18.3%	55%	62%	64%
不同意	79.7%	33%	24%	28%

屬小巫見大巫了。甚至在有關政府對食品風險評估的適當與否，有將近八成的台灣消費者不認爲台灣政府的作爲適當。

以同樣的題目爲基礎，我們於二〇一三年進行最新的跨年調查，比較二〇〇六年到二〇一三年台灣政府的食品安全風險治理與民眾的信任。可嘆的是，經過歷年這麼多次的食安風暴，政府的作爲並沒有挽回民眾的信心，而民眾對政府治理能耐的信任反而變得更糟。[10]以下我們以結構性的角度來分析這些問題：

一、風險個人化：二〇一三年最新的風險感知調查，顯示有超過九成的民眾認爲自己在選擇食物的問題上，承擔了不少風險。

二、升高風險感知：就個別問題而言，每一種已發生爭議或風暴的食安議題，在民眾的感知上各有高低。有超過半數的民眾擔心感染狂牛症（50.1%），其他包括擔心重金屬或是塑化劑的汙染（86.9%）、擔心農藥殘留（83.7%）、不同意基改科技（64.2%）或是瘦肉精等人工荷爾蒙（92.9%）。

三、隱匿風險資訊：超過七成的民眾認爲政府在告知民眾有關食安的處置上有所缺陷。即使政府以專業評估所需時間較長爲由，說明其爲何不能馬上公布食安相關的訊息，仍有五成五的民眾表示不同意。尤其是民眾對政府高度不信任的情況下，有將近八成五的民眾擔心政府會隱瞞食品安全的問題。

四、欠缺風險溝通：大致上，將近七成的台灣民眾認爲政府的整體流程是有問題的，包括百分之六十三的民眾認爲政府在食品安全決策與處理的過程中，並沒有充分傾聽民眾的意見，百分之六十四．一的民眾也認爲政府並沒有將這些過程讓民眾充分理解。在整個過程中，百分之六十七．一的民眾更認爲政府在食品安全事件中強調科學標準卻忽略民意意見。當危及民眾健康的問題發生時，僅有百分之二十三．二的民眾認爲政府能夠很快地反應處理，百分之六十二．七的民眾則覺得政府沒有做到。

五、以廠商利益爲優先：二〇〇六年仍有百分之五十二．六的民眾認爲政府重視消費者健康勝於廠商利益，但到了二〇一三年則降低了百分之十六．四，僅有百分之三十六．二的受訪者認爲政府重視消費者健康超過廠商利益。

六、資訊信任赤字：民眾最信任的食品訊息來源有科學家（19.3%）、政府當局（13.8%）、食品業者（3.2%）、媒體（14.4%）、消費者團體（19.4%）、醫師（15.9%）、超級市場或商店（0.2%）、農夫（3.6%）、其他（2.2）。對比二〇〇六年，民眾對政府提供的資訊的信任大幅下降。

七、政府治理信任：相較於二〇〇六年仍有百分之四十八．九的民眾相信政府能夠快速處理食安問題，到了二〇一三年已經下降了百分之二十五．七，僅有百分之二十三・二的人還相信政府的處理能力。另外，有百分之六十四・五的受訪者對政府控管農藥使用沒有信心。

八、專家信任動搖：整體而言，民眾還是相當信賴科學家與專業人員對於食品安全的判斷，有百分之七十七・六的民眾同意這樣的說法，不信任則僅占百分之十二・二。同時也有百分之七十七・一的民眾同意由專家來決定複雜的科學與技術的政策。但是當涉及由政府所召集的專家委員會來決定食品政策的問題時，信任的民眾就下降到百分之五十一・二，不信任則上升到百分之三十四・八。事實上，民眾也不認爲專家就是完全客觀的，調查中顯示有百分之四十三・四的民眾同意專家是絕對客觀、應該充分信任的，但有百分之四十五・六的民眾否定這樣的說法。尤其是當政府委派的專家和民間的專家意見相左時，選擇相信政府的民眾僅僅有百分之二十。

這些現象顯示，對於食品安全的問題，民眾認爲仍然要由專家和專業人員來進行治理，就像政治上的代議制度。調查中也顯示民眾最信任的食品資訊來源分別是科學家和消費者團體，政府反而較不受信任。民眾如今對專家及專家委員會的組成及其意見，顯然有了更深刻的看法，不容易受到政府代表的專家意見所影響。社會大眾如今更會傾聽民間專家和公民社會團體的提案和質疑。

相對的，現在有各種新的專家誕生，他們並非僅是掌握了在地常民知識的「達人」，而是能夠提出專業判斷、受過學科和職業訓練、產生跨領域的見解和批判。透過風險感知的調查，我們進一步可以看到當前的台灣民眾在願意相信專家的情況下，傾向選擇「另類」的專家來提供資訊和知識；而這些專家之所以另類，在於其跨領域性、非傳統性，更重要的是能夠體會到大眾的感知。就像本章開頭提出的林杰樑醫師，這些具有「對抗論點」（counter-argument）的專家也爲傳統的食品安全專家上了名爲「風險溝通」的一課。

整體來說，對比英國與歐盟政府的表現，他們在歷經嚴重的食安風暴後透過制度性的改革貼近人民的需求，推動透明與公眾參與的決策機制，逐步挽回消費者對政府治理的信心與信任；而在台灣，二〇〇六年的消費者調查作爲民眾對食安問題風險感知的基準線，其結果顯示出各種結構弊病。然而，二〇一三年的對比調查結果，再次顯示了各種指標變得更爲嚴重，風險個人化的感知突破九成，民眾對政府治理的信任接近谷底。更值得警惕的是，對專家的信任也出現動搖，尤其是對政府委派的專家。這些現象顯示，整個政府的食品風險治理已經產生嚴重的系統性問題。

✔常民知識：自己的食品安全自己救

在當代的許多爭議事件中，專家仍是調查問題時不可或缺的，包括對物質（設備、科學儀器等）的解讀和知識（學科訓練、職業判斷等）的提供。但是現在台灣民眾對於專家所提供的問題詮釋、答案和解決方案的侷限性，逐漸感到不滿並提出強烈的質疑，有時候民眾甚至只能自己採取行動。

舉例而言，地下油品工廠的揭發，便是屏東縣一位老農夫的功勞。他因爲注意到油品工廠總是利用深夜煉製餿水油，不僅在夜間發出噪音，更有排放廢水汙染農田之虞。因此該名老農夫連同兩名鄰居從二〇一一年起連續向屏東縣環保局檢舉五次，五次都不了了之。對於老農的指控，屏東縣環保局局長表示，第一次稽查時對方大門上鎖進不去，第二次廠區裡只有油桶沒有油，因此只按廢棄物清理法的排放油脂廢棄物而開罰一千兩百元。第三次前往稽查則罰三元；第四次和第五次則未發現異狀。

對照於此，老農夫從二〇一一年起自備數位相機蒐證兩年，最終在二〇一三年十一月十五日帶著拍照證據向台中市警方具名檢舉。台中市警方因此南下屏東埋伏一天一夜進行錄影蒐證，包含油罐車夜間將餿油和廢棄物運送至此進行餿水油加工，日間再以油罐車將製成的餿水油運送至下游業者處。[11]台中市警局將犯罪證據報轉屏東地檢署，再經南部打擊犯罪中心和保七總隊追查，終於破獲此案。這個過程繞過了屏東縣環保局，而屏東縣政府因此也被懷疑與地下業者掛勾，最終導致屏東縣政府衛生局、環保局、地政處、農業處和城鄉發展處等地方官員請辭。但結果並未釐清責任問題，也沒有討論到如何進一步強化地方政府的治理能力，處理屏東地區的地下工廠。

而在混油事件中，一位來自台南的A先生，同樣使用常識上的判斷協助台南地檢署進行偵辦。這位A先生沒有什麼高學歷，只是小吃攤商，他注意到有位在夜市回收廢油的吳姓業者，曾向他推銷一批沒有品牌的炸油。由於這批炸油的價格實在是太便宜了，因此A先生便向仲介者購買一桶十八公升裝的炸油，連同吳姓業者的聯絡資訊，送到市調處進行檢舉。辦案人員調查後，發現這批廉價炸油的油料來源都是夜市廢油，也發現吳姓業者的下游鑫好公司，居然進一步混合飼料油製作成食用油，再賣給頂新正義油品。誰也想不到，第三波食用油風暴的引爆點，就是這麼小小的一個覺得不對勁而送往市調處檢舉的舉動。

A先生和屏東老農根據生活常識，質疑黑心食品生產過程中所產生的異狀。這件事呼應了 Brian Wynne 教授在分析英國的核電廠問題中提到的，在地農民掌握到一種不同的知識，這些知識恰巧是當代被高度分化的專業科學中所忽略的一些結構性風險。在生產知識的過程中，必須要知道什麼屬於知識、什麼屬於日常生活，而被視為日常生活的那一部分知識，常因此被忽略，就好比工廠每天排出的汙水可以通過環保和衛生單位的檢驗，卻無法被老農信服。同樣的，在衛生單位所熟悉的治理場域如連鎖餐飲業、飲料業和飯店業之外，還有許許多多的死角，像是夜市、地下工廠和攤販，這些場域的知識若不是有像A先生這樣的人提出質疑，恐怕這個食安未爆彈仍然會繼續潛伏在我們生活中。從老農和A先生的例子，我們可以發現，即使是常民的知識，同樣能夠發現問題、糾舉問題，進而使問題得到解決。

✔反專家知識：「新的」專家正在誕生

台灣是一個願意相信專家的社會，因為現代生活腳步急速、競爭激烈，需要顧慮的事情太多，因此難以要求每個人都精熟生活中每個面向。而在這一系列的食品安全事件中，已經出現了許多的新專家。有些專家在網路社群中長期提供見解，形塑了一個新的資訊流通管道。好比說，林杰樑醫師的臉書已經成為民眾在面對食品安全爭議時，首先會發問、取得資訊的地方，即使林醫師過世，這套系統仍然持續運作，他的妻子繼續經營他的帳號，媒體也會報導她所提出的個人因應食安風險的方式，與傳統食品專家的說法相結合。

食品危機層出不窮基本上是利益的問題。然而，利益想要靠道德管理、自主管理或是其他非制度性的作法，甚至是沒有監督而仰賴教化，是絕對不可能達成有效的管理。因此，傳統專家站上媒體掛保證以平息爭議風波的方式，並不符合風險社會中的個人期盼；這也就是爲什麼即使有非常優秀的食品化學專業學者審視了科學證據並做出結論，告訴大眾某些食品雖然違法，對人體的傷害卻是極小的，但廣大消費者仍然無法接受。

風險對專家而言是機率的問題，對一般人則是有無的問題；毒物專家對於毒物的敏銳看法，就與食品化學家對於安全的看法有著相當的差異。人們擔心食安風險，也但願自己可以安心享用美食，而不是上餐桌如坐賭桌。所以媒體記者也愛找這些毒物專家、醫師來發言，因爲他們所關注的問題才是一般民眾所擔憂的。相較於設定安全劑量，民眾更在意爲什麼要讓微量毒物進到我們的食品生產鏈中。

當食品專家和政府官僚說人們正處於無知的恐慌時，反而更像是這些專家對於自己的專業與訓練被否定而感到恐慌，而這種恐慌進一步會成爲大眾對政府及官方專家的不信任。這幾次的餿水油、混油、飼料油事件，使得民眾無法選擇、無所適從，也就更加依賴這些經常發言、上媒體的「反專家」（against-expert）。所謂「反專家」並不是「反對」專家之意，而是他們能夠提出相對應的論點。當食品專家從食品化學的角度提出見解時，毒物專家、化學家、醫師、動植物學家等也據其專業提出論點來支持或反駁。換言之，這裡的「反」不是為反而反，而是能夠提升政策制定過程中各種面向的論據。對於多元的公民社會而言，這麼做也體現了多元的價值與學科訓練共同合作的可能。這樣的公民社會發聲，有助於建立未來政府的施政基礎。

因此，政府的功能不在於打壓這些不同的聲音，也不是全盤接受，而是協助打造辯論與思索的開放空間；對此，最基本的條件就是打開政策制定的黑箱。例如，美國牛肉的議題，民眾認為是食物的問題，但在國際貿易的時代，它同時也牽扯到對外貿易、台美關係和國家安全等議題。這樣的黑箱必須在民主的情況下被揭露，這也是政府在對外談判時唯一的正當論據，並且直接將民眾和在地社會的思慮化為論述的根本。關在黑箱裡，民氣自然對內不對外，也就無法正當地使用公民社會的力量使政策更加完善。

公民認識論

現在的購物已經不只是物質上的滿足。人們在買東西時，也購入對企業品牌的信賴、對企業社會責任的肯定、對政府行政作為的信託、對科學技術的接受。

台灣社會的公民對於政府的治理能力和專家的專業已經有了更深刻的認知，同時也逐漸認識到現代社會其實不斷在挖掘自身歷史結構的風險、化解風險，並且與風險共存。這個自我曝露的過程是一個不斷改善社會的過程；在這個過程中，整個社會也不斷地認識自己和修正自己，個人也不斷吸取新的知識。社會學家指出，現代人的生活是被要求的，要具體爲自己的生命規畫負責。人們既對追求自我實現負責，也對自我的安全負責。但同時，網路時代的食品知識正在大鳴大放，我們如何篩選這些知識，以及重新建立起對專家的信賴呢？

這意謂著兩件事。第一，專家不應該再被某些機構、單位或是政治與商業利益團體把持，每一種知識論述都應該具有發言和被傾聽的空間。第二，各種專業和專家系統仍然是個人生活的指南針，但是這個高度複雜的羅盤需要化簡爲繁，指引人們日常的方向感。

專家知識及其論述的開放，主要作用於學術和科技的社會應用上。許多專業組織本身有其既定規則，像是醫學專業有其自律規則，食品專業同樣有其門檻。然而，這些專業是鑲嵌在社會中的，其科技發展與常民之間的關係可能較小（但絕非沒有關聯），但其科技應用卻與社會大眾的日常生活息息相關，因此不能不帶入其他學科、企業、政府和常民等面向的意向。這些都涉及不同程度的管制科學與管制層次，食品業也是如此。

雖然專家拍胸脯保證或者藉由試吃來安定民心的時代已經是過去式了，但是人們仍然四處尋找能夠提供其安全感的達人和專家。台灣民眾對於非政府組織、非營利組織的信賴度高於政府的原因，或許就在於這些組織的成員經常也是在地知識的擁有者，或是受過專業學科和職業訓練的專家，更重要的是，他們在道德和政策上看起來較爲中立（當然並非完全如此，也並非政府組織的專家就一定有問題），而且能夠貼近常民思維。在媒體的曝光中，經常呈現的是咄咄逼人的民間專家與老想息事寧人的政府官僚，久而久之，民眾對政府的信賴自然受影響。

社會上有各種專業的存在，但知識需要被轉譯成一般人的日常語言，就像林杰樑醫師從自身的學術專業和生活價值的角度給予民眾建議。再者，則是要讓民眾能夠參與各項科技與社會政策的討論。這幾年開始風行的懶人包，其實就具有這樣的功效。過去台灣社會曾經實驗性地、作為一種審議民主的方式，進行了好一陣子的公民會議，但成效有限。如今像是懶人包、電視與網路媒體合作的討論等方式，都開啓了社會討論的新模式。

關於食品風險的討論，其實是既古老又新穎的。古老，是因為現在所發生的許多食品問題，都是因為老舊的製程搭配老舊的食品治理思維。實際上，這些生產技術對大學或企業的研究單位而言，很難說是非常新的。但另一方面，這些食品問題有時卻前所未見，可能是「台灣特有種」，又或者是在國外行之有年，國內卻是第一次接觸。台灣社會這些年來逐漸意識到了這一點，因此跨入所謂的風險社會，比過去更加重視風險分配及未來的食品安全問題。這樣的公民認識的發展，不僅有助於食品安全制度的發展，作為社會知識和方向建構的過程，也是官方決策必須納入的考量。

✔新的生存技術

台灣目前的食品風險治理模式仍然缺乏一個有效且透明的機制，無法讓一般民眾清楚了解自己所食用的產品內容物是什麼。我們並不否認這幾年來台灣的食品衛生單位在食品標示和製造廠商的標示上，已經做出相當大的努力。但對於產品成分的標示，除了知道它們是防腐劑、人工甜味劑、香菇味精，我們知道它們對人體的影響嗎？一天最多能攝取多少呢？大部分的人應該都不清楚這些問題，而新聞媒體有時又捕風捉影，以誇大不實的方式報導這些「化學物質」的效果。像是在知名的談論性節目中就曾提到幼兒「高鈉血症」的問題，而出現「氯化鈉」致死，以及將鈉金屬直接與氯化鈉相比的情況，這些都嚴重誤導了大眾的化學知識，連帶引發進一步的恐慌。

即使這些報導的可信度不是非常高，但是食品風險治理單位所做的決策經常不受民眾支持，在追查食品問題時缺乏人力和資源，也沒有足夠的管理和登錄資訊，進而造成問題追查時間長，弱化民眾對政府的信心。這種情況說明了國家必須挹注更多的人力並改善資訊系統，才能夠有更強的機制來面對方興未艾的各種食品風險以及食品管制上的漏洞。

我們並非要以一個專家取代另一個專家、以一個機構取代另一個機構，當前的情況需要的是跨學科和跨研究方法與觀點的結合。台灣社會已經逐漸認識到既有的機制不足，這象徵著修正和轉型，而不是全然拋棄過去，或者成立一個新的食品安全辦公室就能夠處理的。要了解目前的機構的侷限、要了解它的發展潛能、要設立可變換的終極目標、要設立可成就的中程理論、要設立立刻有效的措施，這幾個「要」並沒有成型在行政院爲了因應混油、飼料油和餿水油的風暴而成立的食品安全辦公室中。新的食品安全辦公室固然因爲增加各部會的聯繫而有其價値，但主事者仍然是同樣的官方專家系統，所以人們對其變革的期待也極爲有限。

傳統上的專家系統是奠基在已經成型的各種知識系統中。然而，在知識劃界的過程中，各個學科就其發展方向和目標，已設立了可考量與不須考量的問題。在不同的學科和方法下，跨學科的進入不應該只是爲了調查食品科學、社會、營養、經濟和毒理的問題，而必須修正彼此的盲點。各種想法必須被拿到檯面上來討論，因爲公共政策和社會發展從來就不是單一學科的問題，所以我們應該要先解決的問題是：「爲什麼就是這幾個學科的人來處理問題？難道其他學科的視野就不能被運用嗎？哪一些學科又是眞的與政策較不相關呢？」

而身爲消費者的我們，在購買產品的時候應該要想想：人們並不一定要走上街頭才能左右政治。現在的購物已經不只是物質的滿足。人們在買東西時，也購入對企業品牌的信賴、對企業社會責任的肯定、對政府行政作爲的信託、對科學技術的接受。如今我們不再只是在匱乏的社會中尋求財富生產與分配之道，我們也在生活中探討有關風險生產與分配的問題。學者、政府、企業和非政府組織都應該要拿起問題，從問題出發的，以願景爲終點。公共思辨的領域是第一個要追求的，例如，衛生福利部食品藥物管理署的食品藥物消費者資訊網便可以超越教育和宣導的功能，未來應該可以成爲論壇並接受民眾提問，提供眞理越辯越明的可能，也提供自身進步的空間。

在這個仰賴專家、代議失能、政策失靈的年代，消費者必須要尋找新的生存技術，畢竟這是一個人人皆專家的時代，不僅是知識生產上多元，就連施展知識的技術也是多元的。試圖要將一切的討論收縮到單一的組織和機制是不理性的行爲，更像政治上的宣示和廣告。這是一個集體的認知擴張和擁有無限求知欲望的社會，以致於創造出行動，製造出循環的永續發展。

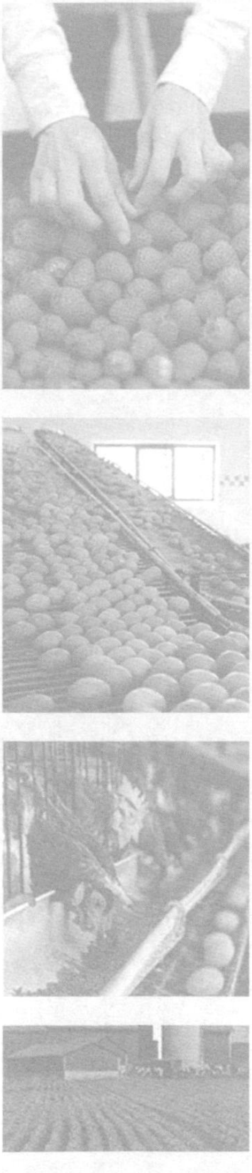

第八章

啓動預防性原則與恢復公眾信任

全球化食品風險的代價巨大，但公民團體及各界強健地提出各種國際與國內論據……持續深化本土社會在全球化政治經濟霸權下相對的環境、健康與社會公平的發展路線。

整個世界已經陷入不可逆的、具有高度不確定性的全球化風險巨變中。作為全球發展鏈結之一的台灣社會，一方面受限於自身過去歷史發展的脈絡，時常陷入食品管理的危機和困境；另一方面則是受到難以預測的全球貿易和食品工業的問題衝擊。德國社會學家 Ulrich Beck 的劃時代鉅作《風險社會：通往另一個現代的路上》（*Risikogesellschaft: Auf dem Weg in eine andere Moderne*）便把這個已經改變、如今才被意識到的人類社會，以文字的方式表達出來：財富的生產分配已經不再是人類社會的主要邏輯，風險的生產與分配的邏輯成爲人們掛慮的主要課題。當前高度發展的科技爲財富的生產建立了基礎，並且已經取得豐碩的成果。然而，人類對於科技的了解與治理措施仍在進行中，而全球化的貿易與文化活動更將各式各樣的風險源帶進各個社會，強化了應對風險的複雜性和資訊掌握的難題。最終，人們同時站在嶄新的發展巔峰上，卻伴隨著許多仍不了解的發展副作用，時時活在對摔落的風險感到恐懼的生活中。

「食衣住行育樂」以食爲首，古人也說「民以食爲天」，人類的生存無法避免食品的議題。近代食品工業的歷史可以說是食品加工業的發展史，全球食品生產方式、國際食品貿易、食品科技高度發展與普遍應用、大眾對健康保護的期許提高、人類行爲與生態的改變、農業型態與氣候變遷、複雜的危害偵測與管理，使得全球化食品風險治理成爲當代主要的風險議題。現代社會中，沒有人能夠逃脫這個食品風險分配，以及與其相關的風險社會民主的問題。

從近幾年來不斷爆發的食品爭議中，人們逐漸認識到，過去由食品科技專家爲我們把關的傳統治理模式雖然還不能被放棄，但已經面臨結構上必要的修正與轉變。食品安全治理的模式不僅是食品科技單一學科的問題，如今還必須納入自然環境的考量、經濟發展方向的考量、人力資源配置的考量、技術優先順序的問題，也包含倫理面、未來發展面以及價值文化面的議題。總的來說，食品相關的政策與治理措施從來就不應該只仰賴食品安全專家，尤其是在全球連動如此強烈、科技如此複雜的情況下。

台灣社會曾經以經濟發展爲最重要的目標，並且藉由吸收西方經驗、威權體制和強調民間企業價值的方式來形塑快速的經濟發展。在這個過程中，有許多便宜行事或是囿於時空中的物質和知識限制（如設備的精準度和科學研究的進展）的作爲，成爲根本不被知道的結構性風險。根據 Ulrich Beck 教授的說法，便是「無知」（nichtwissen，不知）。

技術官僚所引導的政治體系與傳統食品安全專家所建立的食品工業治理，在面臨新型態的食品風險時，必須做出相對應的調整。這個調整作爲一個社會創新的過程，需要大量的「參與性知識」（participatory knowledge）來對抗過去容易受操弄、現今又變得更加複雜的社會情境。同時也必須拆解因爲歷史上的政治原因和如今因爲諸多食品、安全、環境和文化爭議而陷入的集體焦慮和不信任，甚至形成一種集體文化性的風險恐慌。承認目前的食品風險治理的被動性及其僵局，並且打開過去封閉的專家委員會和管制文化，是解開僵局的基礎。除了衛生福利部部長可轉爲食品專業，還要納入公民團體專家一同生產相關的政策知識。

隱匿資訊的食品風險治理

政府始終掩飾、不願意即時公布資訊，原因經常是害怕國賠、害怕造成銷量影響，也害怕自己的管制與查證能力不足，其背後的主要論據就是市場經濟的邏輯勝過國民健康的考量。

「食油風暴再起，立委昨天質疑，這二十天來，衛福部做了什麼事？衛福部次長表示，蒐集相關事證需要花時間，這次揭發正義公司混油，是衛生單位主動發現疑慮，並強調『這次是我們鍥而不捨地追查上游』，才在九月十九日移送高雄地檢署，食藥署已善盡查察任務。」[1]

「衛生福利部日前因要求正義飼料油停止出貨，卻未同步要求賣場將產品下架而挨轟，衛福部次長表示，正草擬食品預防性下架通則，未來食品業若疑涉摻僞假冒，只要有七成違法事證，包括進出貨資料兜不攏、原料來源或產品流向不明等，得不等檢調公布偵辦結果，就要求問題產品預防性下架，預計下架通則明年上路。」[2]

在追查這一波食用油問題的過程中，食品藥物管理署陸續發現國外的原料源頭可能都有問題，若不是缺乏食用油出口證明，就是食用油出口證明本身可能是造假的，但食品藥物管理署卻因爲擔心國賠而不願承擔管制的責任；又或者，明明應該已經進行管制，像是北海油脂已經被食品藥物管理署要求暫時停止販賣、負責人也被收押禁見，但產品仍然繼續流出。甚至，在強冠公司混油的黑心事件後，雖然行政院長親自出面喊話，保證頂新正義的油品還可以食用，但僅僅兩個星期，頂新正義的黑心油品也被揭露出來。這些情況都顯示出我國的食品管理單位，從中央到地方都缺乏警覺。

我們的食品衛生單位經常因爲恐懼造成企業的經濟損害，而情願讓民眾多吃幾天有問題的物質。如塑化劑事件在已經發現產品有問題時，也必須等到檢調單位查有實證才能將產品下架，至於三聚氰胺的問題則根本是訊息不流通。二〇〇五年的沙門桿菌毒奶粉也是這種類型的案例。

二〇〇五年三月，法國衛生主管機關調查證實，CELIA 奶粉子工廠乾燥塔遭沙門氏菌汙染，因此勒令該廠停工、消毒。三月二十四日，我國衛生署從世界衛生組織網站上發現法國 Picot 工廠生產的嬰兒奶粉造成法國嬰兒腹瀉。衛生署同時也接獲通報，台灣佳格公司進口的 CELIA 嬰兒配方奶粉中有兩個批號受到汙染。因此衛生署進行緊急通知業者回收（這批奶粉國內尚未上市），並且在三月二十五日要求代理商暫停販售，代理商則於四月一日回覆衛生署，指出該產品並未在台灣上市。衛生署因此並未將這方面的資訊公布給大眾知曉。

然而，到了四月八日，衛生署接獲法國在台協會公文指出 CELIA 公司於二〇〇四年十二月到二〇〇五年三月二十二日這段期間製造的嬰幼兒奶粉恐遭沙門氏菌汙染，歐盟及法國政府要求將產品全面回收，並要求業者徹底消毒清潔，直到三月二十二日才恢復生產。法國在台協會在通知中，也檢送產品在法國的名稱及批號清單共十四件。衛生署因此又要求進口的台灣端強實業立即停止販售三月二十二日前生產製造的 CELIA 嬰幼兒奶粉產品，並去函地方衛生單位配合監督。另一方面，衛生署也要求三月二十二日以後製造的產品必須提供法國政府出具的衛生證明。而這段期間，衛生署仍然沒有公布相關的管制資訊給大眾。

四月十三日，法國在台協會再次發文，要求各國也必須注意二〇〇四年一月以後CELIA所生產的奶粉及相關批號，並提供遭汙染奶粉的名單。衛生署則要求國內端強、佳格及華豐三家進口業者立即停售CELIA工廠恐遭汙染的嬰幼兒奶粉產品。隔日，衛生署再通知佳格、端強、華豐三家進口業者的產品下架，除了嬰兒配方奶粉，較大嬰兒（七至十二個月）奶粉也必須回收。CELIA公司董事長於四月十五日去函向法國在台協會表示，受汙染的奶粉僅在法國和義大利銷售，但為預防起見，法國主管機關仍須向出口國通知，二〇〇四年和二〇〇五年使用製造受汙染奶粉的同一套設施所製造的產品可能受到汙染。

直到四月十八日，整起事件才曝光。而衛生署則表示，已要求國內相關進口業者全面回收，一歲以下的嬰兒奶粉也完成下架、回收；至於一歲以上的幼兒奶粉，因不必向衛生署申請查驗，因此在確認完相關資料前，也一併要求業者暫停販售，待安全無虞後，才會准予繼續販賣。

這裡有兩個問題。一是衛生署始終不願意向消費大眾公布進口奶粉遭汙染的警訊；二是政府對於食品工業化的警覺性甚低。在現實上，這種作法可能使民眾有多吃兩個星期毒物的疑慮：若政府僅讓廠商自行回收，那麼沒有接收到訊息的民眾是不是就會繼續餵自家的嬰幼兒這些可能已經受到汙染的奶粉？嬰幼兒不比成年人，作爲健康風險的高敏感性群體，更容易受到影響與衝擊。

就像在食用油和塑化劑等問題上一樣，食品工業化帶來的結果就是，一家產品出問題，將連帶地會使整個食品生產鏈受到致命性的傷害。雖然 CELIA 同時還爲許多知名廠商代工，但是政府始終因證據不足又不願積極介入清查，再加上不願儘速公布資訊，查證又不明確，導致民眾怨聲載道，業者也高度不滿。

衛生署自認無誤且試圖要降低恐慌的措施，最終引來的是更強烈的憤怒和恐慌。而政府始終掩飾、不願意即時公布資訊，其原因經常是害怕國賠、害怕造成銷量影響，也害怕自己的管制與查證能力不足，其背後的主要論據就是市場經濟的邏輯勝過國民健康的考量。這也顯示了，政府主管機關的心態必須從維護廠商權益轉向保護消費者權益。因此，在面對這些食品風險治理和危機治理的過程時，有一項原則性的概念必須要被帶入，也就是近幾年在國際與國內學界、司法界等不斷發展的預防性原則。

預防性原則

現代人的價值觀已經從受害者、無辜者，
轉變為具方向感、價值訴求的積極人。
消費運動來到了一個關於人們想要什麼樣的未來的價值性運動

預防性原則（precaution principle）是人類對於難以回復的環境問題進行管制和反思的產物。二十世紀的高度經濟發展在其光鮮面上具有大量生產、大量消費的特質，然而其陰暗面卻是大量汙染和大量破壞。因此，到了一九七〇年代，人們逐漸認識到「寂靜的春天」和「汙染者付費」等概念。在德國環境法中出現了預防性原則，被用於防治空氣汙染的立法上。[3]在國際上，則是在一九八二年通過的聯合國「世界自然憲章」（the World Charter for Nature）中，首次承認預防性原則。而預防性原則最著名、也是目前最典型的解釋，則來自一九九二年聯合國環境與發展里約會議中公布的「里約宣言」（Rio Declaration）第十五項原則：「爲保護環境，如人類行爲會帶來嚴重後果或傷害無法回復，各國政府應廣泛採取預防措施，不該以科學證據未確鑿爲由，延緩採取符合成本效益的介入行動。」其後，預防性原則的概念也廣泛被使用到「黑海宣言」（Black Sea Declaration）、氣候變遷綱要公約（Framework Convention on Climate Change）、生物安全議定書（Bio-safety Protocol）、東北大西洋海洋環境保護巴黎公約（The Paris Convention for the Protection of the Marine Environment of the North-East Atlantic）等。

進一步的，預防性原則成爲歐盟的指導原則，並且從環境治理的層面擴大到各項政策，自然也包括食品風險的治理。雖然在國際條約以及國際組織中，預防性原則有許多解讀，但其共同的概念特質在於以科學分析爲基礎、具有科學不確定性、符合比例與成本考量。

以英國學者 Stirling 對於風險治理的分類來看，就食品風險而言，同樣也有：一、低疑問性的風險，比方說已經具有強因果的科學基礎的判斷；二、有可能是各學科中已經有基本論據，但在研究結果上卻有所歧異；三、各學科研究成果已經產出堅實的基礎，但是由於系統性、複雜性等原因而使得問題具有高度不確定性；四、缺乏堅實的研究成果，知識上也尚未能做出有效判斷的人類未知和無知的情況，這種情況僅能夠透過持續觀察，並且在政策上保持彈性以避免做出不可挽回的決策。

台灣現階段的食品風險治理實際上很接近第二種和第三種情況，並且有能力朝第一種情況前進。簡單來說，對於各項食品的毒理效應和作用，在台灣有第二種情況的發生，不同專家有著相當不同的看法，以致於必須透過開放的討論過程來形成共識，並落實到政策當中。同時，食品工業化在台灣發展數十年之後，與全球化的經貿結合成爲一個難以掌控的龐然大物，這時就需要建立堅實的資料庫來進行情境預測以及決策的評價與判斷，才能夠對食品風險有更清楚的認識。這兩者的改善，方有可能將當前充滿爭議的食品問題下降到較可掌握的第一種狀況。另一方面，則是從參與治理和建立資料庫的過程中進一步發現食品風險的未爆彈，提早拆除引信，讓民眾減少攝取有問題產品的機會，政府則降低其行政上不穩定的風險。

而在這樣的轉變過程中，勢必會因爲社會轉型而引發新的社會治理困境。事實上，現代人的價值觀已經從受害者、無辜者轉變爲具方向感、價值訴求的積極人，原來在福特主義、工業社會、家父長式統治下、被拋擲於世界上的個體，透過掌握生存技術，把握撰寫自己生命歷史的機會，已經不滿足於這種傳統現代化的國家與社會模型，而且在新的部落化、社群關係的情感聯結中，如環保、消費、在地文化、綠能、核能、鄰避等效應和議題，反而使人們連結在一起。今日的消費運動來到了一個關於人們想要什麼樣的未來的價值性運動；而食品風險治理也面臨了人們想要什麼樣的食品上桌的現實問題。

風險溝通與治理：責任性、管道性、透明性與參與性

相關的利益團體如產業、消費者代表、甚至整個公民社會，應當在一開始進行風險評估、管理及溝通時即積極參與，形成循環的互動、對話程序。

想要吃什麼樣的食物？想要追求什麼樣的未來？這些不僅是台灣社會所面臨的問題，也是各個社會都面臨的問題。西方社會同樣是在狂牛症、基因工程、戴奧辛和環境汙染的衝擊中摸索，才逐漸將其治理模式從專家治理轉向重視民主溝通與公民參與的過程，而這個過程至少有二十年左右。台灣社會在全球風險交織下並非例外，但是台灣政府的威權性質、重視發展主義而輕忽公民知識的特性，使得我們的轉型並沒有因爲有前車之鑑而顯得較爲容易。

每個社會對食品與科技爭議的反省，都需要重新審視在整個社會脈絡下國家、市場、社會與科學之間的關係，以因應與革新巨大的風險社會變遷（meta-change），政府則需要進行治理的系統創新（system innovation）、重視轉型社會的管理（transition management），朝治理的永續性努力。面對越來越多的社會挑戰，以及隨政治操弄而改變的短線決策的爭議，有限的、實證主義式的政策決策、

管制與控制計畫必須被揚棄；參與式、互動學習系統、全社會（科技與社會）學習的治理制度則需要被引進台灣社會。而參與式科技評估則有機會讓公眾、利害關係人（stakeholder）共同思考關涉到整個社會永續生存的農業、能源、科技、經濟、生態、健康、價值、倫理的重要治理機制。

不少重要的國際組織近十年來提出了重視風險溝通、公民參與科技評估的治理模式。[4] WHO 鼓勵所有利害關係人參與科技評估與決策的風險治理架構。在傳統線性的決策模式中，風險管理者經常以有限的科學證據作爲決策根據，而忽視風險評估內的科學爭議，並試圖說服公眾接受安全不確定性的決策。顯然此種將風險溝通擺在最後的政策執行程序，試圖以有限的專家權威來說服或教育公眾，但這樣的作法近年來在世界各國往往引發強烈的反彈。而台灣由於制度上的闕漏，包括決策與管制機制傾向封閉性的專業委員會，管制文化則奉科學實證主義、量化與成本效益分析爲圭臬，因此公民參與知識生產與決策時雖然可以透過各種行政程序來進行體制內的監督，但大部分仍必須結合體制外的社會運動來施展政治壓力，方能達到成效。

有鑑於這樣的發展趨勢，WHO 提出了新的環狀模式，指出包括風險評估者（risk assessors）、風險管理者（risk managers），以及其他相關的利益團體如產業、消費者代表、甚至整個公民社會，應當在一開始進行風險評估、管理及溝通時即積極參與，形成循環的互動和對話程序。而風險溝通則爲上述所有利益相關者的資訊交換互動程序，能夠整合相關的風險分析議題，幫助並確保所有利害關係人能夠充分理解風險評估的邏輯（logic）、結果（outcomes），以及其有限性（limitations）。也因此，風險溝通是一開始就需要啓動的過程，與風險評估及風險管理共同進行，整合入風險分析的程序，及早討論與評估各方所關注的利益（包括工業利益、消費者利益

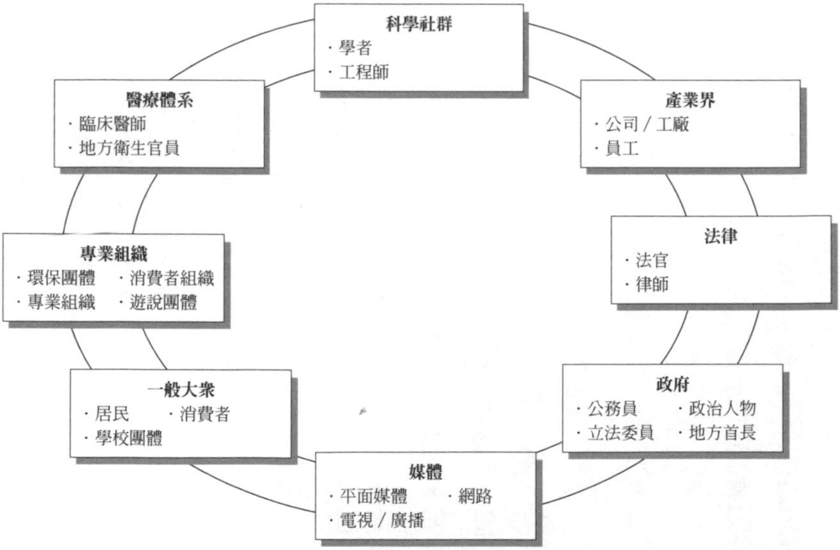

圖8-1　風險治理與溝通的利害關係人

或社會倫理考量）。

爲確保歐洲各國在全球的科技競爭與管制上的領先地位，並因應日益增加的環境、健康、食品等科學不確定性的風險爭議，歐盟執委會於二〇〇〇年提出了《歐盟治理白皮書》。歐盟執委會針對新的風險治理要求，進一步提出責任性（Accountability）、管道性（Accessibility）、透明性（Transparency）、參與性（Participation）等四個科技決策原則。這種重要的治理典範除了主張科技決策應當重視公眾風險溝通與風險感知的要求，另一方面也強調科技評估應該納入多元性、多層次性、多樣性的專業知識內涵（diversity of expertise）。

歐盟的經驗顯示，透過公眾參與科技決策的程序，由消費者端思考各種食品安全的評估、管制範圍及標準，以及是否接受產品輸入國內市場等等，民眾便能夠逐步恢復對歐盟及其成員國政府的治理信心，並強化對食品安全的信任。這些面向所牽涉到的努力如下節所述，值得我們學習。

社會民主與信任

不論是贊成開放、有條件開放或反對開放者，都需要嚴肅思考在強權貿易壓力與食品風險擴散下，什麼是這個社會永續的核心價值與對應策略。

第一，就社會民主面向而言，我們需要整體社會的思考與實踐。例如美國牛肉進口事件，即使我們基於戰略布局必須簽訂貿易協定，但相關的產業政策與國民的健康權如何配套？要犧牲多少利益與底線為何？事實上，若民眾強烈反對與堅持，短程來說，除了可以延遲與美國的貿易協定談判，還需要策略性地強化與他國的經濟協議；長程來說，民眾對霸權與全球食品風險的抵禦與思辨，也啓動了國家與社會勇於面對全球化造成的環境和健康威脅，同時也可以作為政府對外談判的堅實基礎。

其次，無論是全球經濟貿易競爭或食品安全的風險，都關聯到社會分配與風險分配的議題。亦即，一旦簽訂貿易協定而致經濟獲利，誰將是最大獲利者？誰將是犧牲者？風險如何分配？

第三，社會民主的實踐在當代以科技民主為軸心。這幾項攸關永續經濟成長、社會分配與風險分配的基本人權，需要更多的社會對話和溝通，進行公民參與式的商議與反思。不論是贊成開放、有條件開放或反對開放者，都需要嚴肅思考在強權貿易壓力與食品風險擴散下，什麼是這個社會永續的核心價值與對應策略。例如，一直以來台灣民眾對於基改食品的風險資訊、風險溝通都非常不足，實行已久的基改食品標示並未讓民眾充分掌握風險資訊，多數民眾仍然對政府管制基改食品存有疑慮。而在美牛事件上，如果國人可以依民主商議程序要求美方遵守國際規範，並根據國際規範施行暫時性的預防性原則以研議瘦肉精的毒理性，或者透過民主協商，國人可以要求依照歐盟模式，購買無瘦肉精但價格較高的牛肉，這些都是可能的解決之道。食品管制亦然，唯有透過充分的民主程序才能訂出公開透明的合理管制標準，國人才可以按照價格與風險自行衡量可接受的風險。

第四，未來應朝「食品安全」的目標努力，立法推動符合國際朝流且考量風險的預防性原則、進行危害分析、防止蓄意摻雜與科學手段、勤管嚴罰、事故處置、進口食品費用的收取和許可權等措施，以因應全球食品生產環境和貿易方式的劇烈變動，以積極行為捍衛消費者的健康。

近年來這些全球化食品風險的代價雖然巨大，但公民團體及各界相當強健地提出各種國際與國內論據知識，若能藉此建立各界商議的科技民主治理機制，持續深化本土社會在全球化政治經濟霸權下相對的環境、健康與社會公平的發展路線，將是一個國家邁向強盛最需要的基本價值與制度建構基礎。

註釋

前言

1. 林安妮，〈食用油下架 主計總處面臨查價窘境〉，經濟日報，2013/11/05。Accessed 2013/11/06 http://udn.com/NEWS/BREAKINGNEWS/BREAKINGNEWS6/8275925.shtml?ch=rss_BREAKINGNEWS6。
2. 《雜食者的兩難：速食、有機和野生食物的自然史》（*The Omnivore's Dilemma: A Natural History of Four Meals*），Michael Pollan著，鄧子衿譯，2012/01/31，台北：大家出版社。

第一章

1. 楊智元（2009），《毒奶粉的風險論述分析與三聚氰胺管制爭議》，國立台灣大學碩士論文。
2. 聯合報台北訊，〈當心「假油」！零售食用油發現有劣貨消費協會籲民眾購油時慎勿受騙〉，聯合報，1979/09/20，三版。

3. 聯合報台北訊，〈食油中加入多氯聯苯食用後引起皮膚怪病〉，聯合報，1979/10/07，三版。

4. 1979/10/06，衛生署確認來源爲多氯聯苯。本段引述自施信民（2006），《台灣環保運動史料彙編》，台北：國史館。

5. 〈食品工廠製售貯存設施：衛署研訂衛生標準〉，經濟日報，1979/12/04，二版。

6. 聯合報台北訊，〈中南部有些速食麵工廠暗中收回油炸食品銷毀，可能所使用的油安全沒有把握〉，聯合報，1979/12/25，三版。

7. 〈張世光昨指示工業及貿易兩局禁止多氯聯苯進口，任何工業均不得採用作爲原料〉，經濟日報，1980/04/11，一版。

8. 立法院公報（1974）。委員會紀錄，第六十四卷，第五期。

9. 立法院公報（1983a）。委員會紀錄，第七十二卷，第三十九期。

10. 立法院公報（1983c）。委員會紀錄，第七十二卷，第四十四期。

11. 立法院公報（1983b）。委員會紀錄，第七十二卷，第四十二期。

12. 立法院公報（1983d）。委員會紀錄，第七十二卷，第五十四期。

13. 民生報，1992/03/16，十五版。

14. 蘇毓婷（2007），《大型海水魚類含汞食用風險論述的全球在地化歷程——以台灣1970-2005爲例》，國立台灣大學新聞研究所碩士論文，P.88。

15. 譚偉恩、蔡育岱（2009），〈食品政治：「誰」左右了國際食品安全的標準？〉，《政治科學論叢》，第四十二期，P.1-42。

16. 翁台生，〈鎘米用作毒餌，令人膽戰心驚土壤嚴重汙染，豈可掉以輕心〉，聯合報，1983/12/25，三版。

一九七四年通過水汙法。

17. 聯合報綜合報導，〈痛痛病隱伏危機，鎘米如何處理，用鎘工廠還有五六家！汙染稻穀有無漏網魚?〉，聯合報，1983/12/24，三版。

18. 〈台灣每公頃農藥用量全球平均五倍〉，中央廣播電台，2012/12/26。取自 http://news.rti.org.tw/index_newsContent.aspx?nid=396998。

19. 黃樹民（2012），〈台灣有機農業的發展及其限制：一個技術轉變簡史〉，《台灣人類學刊》，第十一卷第一期，P.9-34。

20. 陳敬哲，〈花茶第一泡溶出農藥務必倒掉〉，台灣新生報，2012/12/19。

21. 郭怡伶（2010），《台灣地區主要河川底泥及魚體中壬基酚及雙酚A環境流布研究》，國立成功大學環境醫學研究所碩士論文。蔣佾霙（2011），《台灣地區河川環境水體、底泥、魚體雙酚A和壬基酚流布及釋放源解析研究》，國立成功大學環境醫學研究所碩士論文。

22. 周珮如、林怡萍、張碧秋、蘇淑珍、周薰修（2005），〈台灣地區乳製品及嬰幼兒食品中有機氯劑殘留量調查〉，《藥物食品檢驗局調查研究年報》，第二十三號，P.260-283。

23. 食品衛生管理法規定，食品中若無該成分，就只能說它是「某某風味」的產品，例如「藍山風味」咖啡和「果汁風味」飲料。

24. 立法院公報（1983）。委員會紀錄，第七十二卷，第四十四期。

25. 詹長權、林右翎、楊涵甯（2010），〈科技、醫療與社會：食品添加物安全風險分析〉，載於林富士主編，《食品科技與現代文明》，P.7-47。台北縣：稻鄉出版社。

26. 吳偉立（2010），《血汗超商：連鎖加盟如何變成鏈鎖枷盟》，台北：群學。

27. 潘若琳、顏良恭、吳德美（2009），〈全球治理對台灣基因改造食品管制政策制定的影響〉，

28.

《行政暨政策學報》，第四十八期，P.1-62。
29. 潘岩琳、顏良恭、吳德美（2009），〈全球治理對台灣基因改造食品管制政策制定的影響〉，《行政暨政策學報》，第四十八期，P.1-62。
30. 郭華仁（2012），〈有機農業的必然與實現：典範移轉與立法〉，《台灣國際法季刊》，第九卷第四期，P.81-111。
31. 相對的是，歐盟在二〇〇〇年一月的食品安全白皮書中提出食品與飼料中之戴奧辛管制方針，並於十月設置食品中戴奧辛的最大限值，並於二〇〇二年施行。（凌永健）
32. 如同地殼一般，不斷釋出壓力的結果是大地震出現的機率降低。風險溝通有很多面向，無論是單方面的教育、雙方面的交流或是其他的參與決策機制，都是風險溝通的重要環節。這些重要環節在有制度的、長時間的互動的情況下，將逐漸累積政府和民眾間的信賴：民眾相信透明的政府與其決策基礎，而政府同樣也可以相信民眾的知識與訴求，進而降低政治大地震的情況，在完全合作的情況甚至可加以避免。

第二章

1. 簡國帆，〈咖啡柳橙汁狂漲，早餐變貴了〉，經濟日報，2014/04/25。http://www.udn.com/2014/4/24/NEWS/WORLD/WOR2/8632476.shtml?ch=rss_endpopular。（瀏覽日期2014/04/25）
2. Lee, K.（2010），《世界衛生組織》，林世嘉、周劭彥、邱曉萱、陳曼華譯，台北：台灣醫界聯盟基金會。
3. 李河清、譚偉恩（2012），〈衛生安全與國際食品貿易：以「人類安全」檢視世貿組織相關立法缺失〉，《問題與研究》，第五十一卷第一期，P.69-110。

4. 《食物的歷史：透視人類的飲食與文明》（*Food: A History*），Felipe Fernandez-Armesto 著，韓良憶譯，2005，台北：左岸文化。
5. 雷光涵、張佑生，〈TPP仍卡關，美日峰會聲明難產〉，聯合報，2014/04/25。http://udn.com/NEWS/WORLD/WORS3/8635024.shtml。（瀏覽日期 2014/04/25）
6. 牛惠之（2004），〈世界貿易組織之SPS協定關於風險評估與風險管理之規範體系與爭端案例研究〉，《台灣國際法季刊》，第一卷第二期，P.151-236。

第三章

1. 《探索頻道雜誌》（*Discovery*）中文版，二〇一三年十二月號，P.24-33。
2. 行政院國家永續發展委員會，二〇一二永續發展指標系統評量結果，取自 http://nsdn.epa.gov.tw/CH/DEVELOPMENT/20131227.pdf。
3. 經濟部水利署，耕地面積與農業人口，2004/11/10，取自 http://www.wra.gov.tw/ct.asp?xItem=11765&ctNode=4635&comefrom=lp。
4. 邱建中、黃賢喜、邱存金、李惠元、陳清文，〈台灣稻米增產因素的探討〉，「台灣稻田雜草防除討論會」發表之論文，1981/12/18，台中市：台灣植物保護中心。
5. 行政院國家永續發展委員會，二〇一二永續發展指標系統評量結果，取自 http://nsdn.epa.gov.tw/CH/DEVELOPMENT/20131227.pdf。如本書前言所論，世界經濟論壇等估算台灣狀況時應該是把銷售量等同於有效成分之誤算。但即使是以正常方式來算，每公頃十二公斤依然是世界前三高。
6. 許嘉伊（2010），〈兩岸農藥產業現況與進出口貿易分析〉，《台灣經濟研究月刊》，第三十三卷第九期，P.109-118。

7. 陳昭如（2010），《被遺忘的1979：台灣油症事件三十年》，台北：同喜文化。

8. 張火炎、李俊璋、桂椿雄、郭育良（1999），〈多氯戴奧辛類化學物質之暴露與毒性〉，《中華衛誌》，第十八卷第一期，P.13-22。

9. 《台灣公衛，百年記事》，行政院衛生署，2011/12/01，台北：衛生署。

10. 施信民（2006），《台灣環保運動史料彙編》，台北：國史館。

11. 聯合報台北訊，〈當心「假油」！零售食用油發現有劣貨消費協會籲民眾購油時慎勿受騙〉，聯合報，1979/09/20，三版。

12. 〈食品工廠製售貯存設施，衛署研訂衛生標準〉，經濟日報，1979/12/04，二版。

13. 聯合報台北訊，〈中南部有些速食麵工廠暗中收回油炸食品銷毀，可能所使用的油安全沒有把握〉，聯合報，1979/12/25，三版。

14. 〈張世光昨指示工業及貿易兩局禁止多氯聯苯進口，任何工業均不得採用作爲原料〉，經濟日報，1980/04/11，一版。

15. 馬保之（1981），〈食品管理的整體性：從「食品管理法」之制定談成立「食品藥物管理局」之必要性〉，《食品工業》，第十三卷第八期，P.5-7。

16. 〈全面強化食品衛生管理，主管機關決定擴大編制，內銷食品品管也將加強查核〉，聯合報，1980/04/21，三版；〈凡有工廠登記的食品可自由批發轉售，僅有營業登記限門市出售〉，經濟日報，1980/04/21，二版。

17. 〈社論：保護消費者的起步〉，經濟日報，1982/08/30，二版。

18. 楊之遠、周淑琬、羅鈞（2009），〈台灣戴奧辛排放管制政策之回顧〉，《環境保護》，第三十二卷第二期，P.131。

19. 凌永健，〈戴奧辛在台灣〉，取自http://erm.chna.edu.tw/conference/paper/A4.pdf。

20. 〈「誰」知道你吃下去的是什麼?〉，《探索頻道雜誌》（Discovery）中文版，二〇一三年十二月號，P.24-33。

21. 吳佩芬，〈鮮奶戴奧辛含量高〉，蘋果日報，2004/05/18，取自 http://www.appledaily.com.tw/appledaily/article/headline/20040518/939814/。

22. 〈交流、串聯、行動，「反焚化爐行動網」開台〉，綠色公民行動聯盟、苦勞工作站，2002/08/18。

23. 呂理德、葉穎菡、許哲彥、林彥均、蔡純宜、蔡佩芸等人（2011），《中華民國重大環境事件彙編》，台北：行政院環境保護署。

24. 呂理德、葉穎菡、許哲彥、林彥均、蔡純宜、蔡佩芸等人（2011），《中華民國重大環境事件彙編》，台北：行政院環境保護署。

25. Chu, Wan-wen. (2011). Democratization and Economic Development: The Unsuccessful Transformation of Taiwan's Developmental State. *Taiwan: A Radical Quarterly in Social Studies*(84), 243-288.

26. 〈必須採取有效措施處理食米含鎘問題〉，聯合報，1983/12/24，二版。

27. 〈兩千噸含鎘米何去何從?請一群專家來頭痛頭痛!〉，聯合報，1984/05/31，03 版；〈含鎘米決驗明正身，遭汙染者供毒餌原料，正常米不准流入市場〉，聯合報，1984/06/02，三版。

28. 孫璐西（2009），〈參加 AOAC International 年會紀實〉，台灣公定分析學家協會，第二十九期，P.8-10。

29. 何明修（2010），〈誰的家園、哪一種願景？發展主義陰影下的社區運動〉，《台灣民主季刊》，第七卷第一期，P.1-30。
30. Papadopoulos, Andrew, Sargeant, Jan M., Majowicz, Shannon E., Sheldrick, Byron, McKeen, Carolyn, Wilson, Jeff, & Deway, Catherine E. (2012). Enhancing public trust in the food safety regulatory system. *Health Policy*, 98-103.

第四章

1. 林仁混（1975），〈談食品添加物與國民健康〉，《科學月刊》，第七期。
2. 王仲礼（2000），〈概述肉品添加物〉，《肉類研究》，第二期，P.33-34。
3. 錢明賽（2010），〈食物中的硝酸鹽：有毒，無害或有益？〉，《食品工業》，第四十二卷第五期，P.50-62。
4. 潘若琳、顏良恭、吳德美（2009），〈全球治理對台灣基因改造食品管制政策制定的影響〉，《行政暨政策學報》，第四十八期，P.1-62。
5. 徐韻翔，〈衛署禁22家毒奶輸台雀巢克寧大陸製需暫停販售〉，中廣新聞網，2008/09/17，取自http://n.yam.com/bcc/life/200809/20080917881655.html。
6. 今日新聞網社會中心，〈金車八商品遭三聚氰胺汙染，已全面下架〉，今日新聞網，2008/09/21，取自http://www.nownews.com/2008/09/21/91-2338461.htm。
7. 楊平世，〈別再用「不得驗出」騙百姓〉，自由電子報，2008/10/01，取自http://www.libertytimes.com.tw/2008/new/oct/1/today-o4.htm。
8. 〈衛生署長交接，林芳郁盼員工與葉金川一起努力〉，自由電子報，2008/09/26，取自http://

iservice.libertytimes.com.tw/liveNews/news.php?no=132837&type=%E6%94%BF%E6%B2%BB。

9. 王昶閔、曾慧雯，〈食品容器未訂三聚氰胺管制標準〉，自由電子報，2008/10/07，取自http://www.libertytimes.com.tw/2008/new/oct/7/today-life2.htm。

10. 王昶閔、李穎、李容萍、孟慶慈、楊菁菁、楊雅民，〈兩百噸中國毒銨粉流向不明〉，自由電子報，2008/10/20，取自http://www.libertytimes.com.tw/2008/new/oct/20/today-life4.htm。

11. 李青霖、洪敬浤、陳惠惠，〈銨粉烘焙油炸可能致癌〉，聯合報，2008/10/20。

12. 立法院公報（1983d）。委員會紀錄，第七十二卷，第五十四期。

13. 業界通常稱其爲可塑劑，且不一定添加於塑膠中，可能添加的範圍包括水泥、石膏或則煙火材料。

14. 許雅筑，〈影響生殖 DBP 比 DEHP 還毒〉，中央社，2011/06/01，取自http://ww2.cna.com.tw/searchnews/doDetail.aspx?id=201106010292。

15. 〈塑化劑多毒台灣一個月，消基會質疑食管局動作太慢〉，今日新聞網，2011/05/26。

16. 〈比三聚氰胺更毒：塑化劑 DEHP 恐造成生殖器縮小〉，今日新聞網，2011/05/25，取自http://www.nownews.com/2011/05/25/11490-2715166.htm。

17. 〈國衛院長痛心！人類史上最大塑化劑汙染〉，聯合晚報，2011/05/27。

18. 洪素卿、彭顯鈞、王昶閔、范正祥，〈比照歐美日規範，下階段防治目標／衛署研訂塑化劑每日容忍值〉，自由時報，2011/06/08，七版。

19. Meeker, John D., Sathyanarayana, Sheela & Swan, Shanna H. (2009). Phthalates and Other Additives in Plastics: human exposure and associated health outcomes. *Philosophical Transactions of the Royal Society*, B(364), 2097-2113.

20. 王昶閔，〈五大塑化劑容忍值擬比照歐盟〉，自由時報，2011/06/13，頭版；張翠芬，〈五種塑化劑訂定最大攝取容忍值 DEHP 每日每公斤體重五十微克〉，中時電子報，2011/06/13。
21. 立法院公報（2011）。委員會紀錄，第一〇〇卷，第五十二期。
22. 洪素卿、彭顯鈞、王昶閔、范正祥，〈比照歐美日規範，下階段防治目標／衛署研訂塑化劑每日容忍值〉，自由時報，2011/06/08，七版。
23. 周桂田（2007），〈新興風險治理典範之芻議〉，《政治與社會哲學評論》，第二十二期，P.179-233。
24. Martinez, M. G., Fearne, A., Caswell, J. A., & Henson, S. (2007). Co-regulation as a possible model for food safety governance: Opportunities for public-private partnerships. *Food Policy*(32), 299-314.
25. Arfini, F., & Mancini, M. C. (2003). British Retail Consourtiem (BRC) standard: a new challenge for firms involved in the food chain. Analysis of Economic and Managerial Aspects. Paper presented at the the 82nd seminar of the EAAE, Bonn, Germany. Jin, Ginger Zhe, & Leslie, Phillip. (2009). Reputational Incentives for Restaurant Hygiene. *American Economic Journal: Microeconomics*, 1(1), 237-267. Cragg Ross Dawson. (2005). Food Scares and Food Safety Regulation. *Qualitative Research on Current Public Perceptions*. from http://www.food.gov.uk/multimedia/pdfs/foodscaresresearch.pdf
26. Chou, Kuei Tien. (2009). Reflexive Risk Governance in Newly Industrialized Countries. *Development and Society*, 43(1), 57-90.
27. 范玫芳、陳俞燕（2009），〈預警原則與鄰苯二甲酸酯類塑化劑之爭議〉，「台灣科技與社會學會年會」發表之論文，成功大學。
28. 如二〇〇九年毒性化學物質流布調查，環保署直到二〇一二年二月十六日才與二〇一一年之毒性化學物質環境流布調查一同放上網供民眾使用，但實際上環保署已經長期委託成功大學環境微量毒物中心進行近十年的分批環境流布調查。

29. 彭芸芳，〈年度代表字唉!是「假」〉，聯合新聞網，2013/12/10，取自http://udn.com/NEWS/NATIONAL/NATS1/8350097.shtml。

30. 彭芸芳，〈新聞眼/找回「信任的力量」〉，聯合新聞網，2013/12/10，取自http://udn.com/NEWS/NATIONAL/NATS1/8350081.shtml。

31. 《食品添加物手冊》，行政院衛生署食品藥物管理局，2011，台北：台灣食品GMP發展協會。

32. 黃玉芳，〈添加物標示唬弄，有看沒有懂〉，聯合晚報，2011/06/22。

33. 謝定宏，〈食品中持久性汙染物管制計畫〉，二〇〇八年持久性有機汙染物（含戴奧辛）研討會，2008/09/05，國立台灣大學。

34. 二〇一三年十一月三十日全國食品安全會議，謝至釗發言。

35. 周俐齡（2009），〈聚氯乙烯〉，《食品工業》，第四十一卷第十期，P.9-14。

36. 王俊勝、曾繁銘、何顗琤、蕭錦惠（2008），《2008—09高分子產業年鑑》，工研院IEK。

37. 梁宜峰（2009），〈二〇〇九年塑膠及其製品業景氣趨勢調查報告〉，台灣經濟研究院產經資料庫，取自http://tie.tier.org.tw/。

38. 曾繁銘、陳育誠、葉仰哲、黃元昌、嚴永雄、尤浚達（2011），《二〇一一特用化學品產業年鑑》，工研院IEK。劉致中（2007），《塑膠添加劑產業發展透析》，台北：經濟部技術處。

39. 潘寧馨、林玉樹、陳嘉鴻、洪毓霞（2010），《我國製造業傳統產業變遷之研究》，台北：行政院主計處。

40. 〈審議《巴塞爾公約》的實施情況 技術事項：擬定各項技術準則〉，聯合國環境規劃署，2002，取自http://archive.basel.int/meetings/cop/cop6/chinese/21c.pdf。（瀏覽日期2012/01/06）

41. 〈審議《巴塞爾公約》的實施情況 技術事項：擬定各項技術準則〉，聯合國環境規劃署，2002，取自http://archive.basel.int/meetings/cop/cop6/chinese/21c.pdf。（瀏覽日期 2012/01/06）

42. 林千喬（2009），《性早熟女童尿液中鄰苯二甲酸酯代謝物檢測與家戶灰塵暴露之相關性研究》，國立成功大學環境醫學研究所碩士論文；李芳錦（2010），《PVC塑膠皮（布）製造業勞工鄰苯二甲酸二（2-乙基己基）酯暴露及健康風險評估研究》，國立成功大學環境醫學研究所碩士論文。

43. 劉怡君（2008），《塑化建材、2-乙基己醇及微生物共存環境與病態大樓症候群的關係》，台灣大學公共衛生學院環境衛生研究所碩士論文。

44. 汪禧年、李俊璋（2009），《塑膠產業勞工鄰苯二甲酸酯暴露評估研究》，行政院勞工委員會勞工安全衛生研究所研究報告（IOSH97-A308）。取自http://www.iosh.gov.tw/book/Report_Publish.aspx?PID=1232&UID=F4146。（瀏覽日期 2012/09/16）

45. 〈環保署預公告加強毒化物塑化劑管理〉，行政院環境保護署毒管處，2011/06/09b，取自http://ivy5.epa.gov.tw/enews/fact_Newsdetail.asp?inputtime=1000609153334（瀏覽日期 2012/01/11）

46. 林千喬（2009），《性早熟女童尿液中鄰苯二甲酸酯代謝物檢測與家戶灰塵暴露之相關性研究》，國立成功大學環境醫學研究所碩士論文。

47. 陳佳飛（2002），《食品容器及包裝用塑膠材質之塑化劑溶出研究》，國立陽明大學環境衛生研究所碩士論文。

48. 林千喬（2009），《性早熟女童尿液中鄰苯二甲酸酯代謝物檢測與家戶灰塵暴露之相關性研究》，國立成功大學環境醫學研究所碩士論文。

49. 〈「毒性化學物質管理諮詢會議」紀錄〉，行政院環保署，2006/07/14，取自http://ivy5.epa.gov.tw/enews/fact_Newsdetail.asp?inputtime=1000606100455。（瀏覽日期 2012/09/16）；〈九十七年第一次毒性化學物質管理諮詢會議會議紀錄〉，行政院環保署，2008/09/22，取自http://ivy5.epa.gov.tw/enews/fact_Newsdetail.asp?inputtime=1000606100455。（瀏覽日期 2012/09/16）

50. 〈「列管毒性化學物質及其運作管理事項草案」第三次公聽會會議紀錄〉，行政院環保署毒管處，2009/07.01，取自http://www.epa.gov.tw/ch/aioshow.aspx?busin=324&path=15618&guid=31160a23-6142-4162-87ac-5b77c0f60f2e&lang=zh-tw。（瀏覽日期 2012/01/22）

51. 謝俊明、林維炤（2009），《美容業人員鄰苯二甲酸酯類暴露評估研究》（IOSH97-A311），台北：行政院勞工委員會勞工安全衛生研究所。

52. 王繼國（2009），〈九十八年毒性化學物質公告列管與使用用途管理計畫〉，行政院環保署（計畫編號：EPA-98-J103-02-203），取自http://epq.epa.gov.tw/project/projectcp.aspx?proj_id=AKGSROCQUP。（瀏覽日期 2012/10/16）

53. 謝和霖（2011），〈六輕五期與PVC及其他〉，看守台灣電子報，取自http://www.taiwanwatch.org.tw/drupal/node/127。（瀏覽日期 2012/01/22）

54. 陳美蓮（2011），〈從公衛面落實民眾健康危害之預防〉，台灣食品安全管理總體檢論壇，國立台灣大學。

55. 劉勝男（2003），〈保鮮膜可塑劑（己二酸二辛酯 DOA）含量之檢測調查摘要報告〉，《標準與檢驗雜誌》，第五十四期，P.65-70。

56. 胡思聰（2003），〈塑膠袋限用政策的檢討〉，《國政評論》，永續（評）092-045號，取自http://old.npf.org.tw/PUBLICATION/SD/092/SD-C-092-045.htm。（瀏覽日期 2012/09/16）

57. 廖俊亨、賴璟賢、陳陸宏、李樹其、陸曉臨、蘇淑珍、鄭秋眞（1982），〈免洗餐具之衛生調查研究〉，《藥物食品檢驗局七十一年調查研究年報》，行政院衛生署，P.75-82。

58. 陳嘉瑜、朱淑儀、周東清（1983），〈調查免洗杯與重複使用杯整細菌含量〉，《藥物食品調查七十二年研究年報》，行政院衛生署，P.126-128。

59. 林崇熙（1998），〈免洗餐具的誕生：醫學知識在台灣的社會性格分析〉，《台灣社會研究季刊》，第三十二期，P.1-38。

60. 林崇熙（1998），〈免洗餐具的誕生：醫學知識在台灣的社會性格分析〉，《台灣社會研究季刊》，第三十二期，P.1-38。

61. 林仕弘、王雅慧、李麗英、黃麗琪（2003），〈台灣環保政策之推行與爭議：以購物用塑膠袋及塑膠類免洗餐具限制使用政策爲例〉，國立雲林科技大學企業管理系碩士論文。

62. 《全國食品安全會議講義》，行政院衛生署，2011，台北：行政院衛生署。

第六章

1. 橄欖油有許多不同的等級與名稱。「Extra Virgin」是所謂的頂級冷壓初榨橄欖油；「pure」等級的橄欖油則是經過高溫精煉的橄欖油，去除雜質和降低油酸的過程中，也一併去除了橄欖油的好處；「Pomace」等級的橄欖粕油是最低等級，其爲經過一道或二道冷壓之後的果渣，進一步使用化學溶劑來提煉出的果渣油，也因此它不能被單獨標示爲橄欖油（olive oil），必須標示「Pomace」，其提煉過程中所使用的「正己烷」（C6H14）難以完全清除，因此已有許多國家如西班牙禁用；混油風暴時，台灣並未禁用橄欖粕油。

2. 吳哲豪，〈橄欖油疑不純，扣千瓶大統油品〉，中央社，2013/10/16，取自 http://www.cna.com.

tw/news/FirstNews/201310160054-1.aspx。

3. 〈橄欖油加「銅葉綠素」，大統董座高振利賣七年才道歉〉，ETToday，2013/10/17，取自http://www.ettoday.net/news/20131017/283253.htm。

4. 〈查全台五十七校午餐用大統油〉，蘋果日報，2013/10/22，取自 http://www.appledaily.com.tw/appledaily/article/headline/20131022/35381691/。

5. 陳淑芬，〈大聯酒品不實，開罰五百五十萬元〉，中央社，2013/10/28，取自 http://www.cna.com.tw/News/FirstNews/201310280011-1.aspx。

6. 詹建富、楊欣潔，〈富味鄉棉籽油流向 官員想瞞？〉，聯合報，2013/10/22，取自 http://udn.com/NEWS/NATIONAL/NATS1/8242827.shtml。

7. 詹建富、楊欣潔，〈富味鄉棉籽油流向 官員想瞞？〉，聯合報，2013/10/22，取自 http://udn.com/NEWS/NATIONAL/NATS1/8242827.shtml。

8. 〈富味鄉比大統黑心〉，蘋果日報，2013/10/25，取自 http://www.appledaily.com.tw/appledaily/article/headline/20131025/35390320/。

9. 〈棉籽油六成流向富味鄉〉，蘋果日報，2013/10/22，取自 http://www.appledaily.com.tw/appledaily/article/headline/20131022/35381618/。

10. 〈風評不差同業詫異，富味鄉外銷稱霸〉，蘋果日報，2013/10/22，取自 http://www.appledaily.com.tw/appledaily/article/headline/20131022/35381665/。

11. 富味鄉油品成立於一九八三年，前身爲建興製油廠。

12. 〈網購旗艦店緊急關站〉，蘋果日報，2013/10/22，取自 http://www.appledaily.com.tw/appledaily/article/headline/20131022/35381630/。

13. 〈棉籽油無毒且外銷。富味鄉：跟大統長基價格競爭不容易〉，Etoday，2013/10/24，取自 http://www.ettoday.net/news/20131021/284915.htm。

14. 簡慧珍，〈去年的富味鄉問題油封存待判〉，聯合報，2014/09/23，取自 http://udn.com/NEWS/NATIONAL/NAT4/%E5%8E%BB%E5%B9%B4%E7%9A%84%E5%AF%8C%E5%91%B3%E9%84%89%E5%95%8F%E9%A1%8C%E6%B2%B9%20%E5%B0%81%E5%AD%98%E5%BE%85%E5%88%A4-8953197.shtml。

15. 經濟部經（七八）工〇一一六六〇號函公告食品良好作業規範（GMP）推行方案。

16. 〈不查驗食品「衛福部怠惰」〉，蘋果日報，2013/10/23，取自 http://www.appledaily.com.tw/appledaily/article/headline/20131023/35384260/。

17. 劉力仁、楊雅民、賴筱桐、余瑞仁、邱奕統，〈立委點名多項知名企業產品／棉籽油食品充斥衛福部裝瞎不管〉，自由時報，2013/10/24，取自 http://iservice.ltn.com.tw/2013/specials/foodsafty/news.php?type=a&no=724573。

18. 黃天如，〈衛福部烏龍公文搞死十九家油廠〉，中時電子報，2013/10/31，取自 http://www.chinatimes.com/newspapers/20131031000862-260102。

19. 蔡明樺、邱俊吉，〈官員避重就輕，承認幕僚姓高〉，蘋果日報，2013/11/07，取自 http://www.appledaily.com.tw/appledaily/article/headline/20131107/35420031/。

20. 吳珮如、陳廷瑜，〈富味鄉混油立委質疑國科會未公開〉，聯合新聞網，2013/10/29，取自 http://udn.com/NEWS/NATIONAL/NATS1/8259147.shtml。

21. 吳珮如、陳廷瑜，〈富味鄉混油立委質疑國科會未公開〉，聯合新聞網，2013/10/29，取自 http://udn.com/NEWS/NATIONAL/NATS1/8259147.shtml。

22. 邱明玉，〈兩年前就知麻油不純。趙天麟：國科會企圖隱匿〉，東森新聞網，2013/10/28，取自http://www.nownews.com/n/2013/10/28/1003778。

23. 蘇芳禾、湯佳玲，〈國科會：公開研究報告供檢調調查〉，自由時報，2013/10/29，取自http://news.ltn.com.tw/news/life/paper/725748。

24. 〈李敏雄扯謊！遭爆富味鄉子公司代表人〉，中時電子報，2013/10/27，取自http://www.chinatimes.com/realtimenews/%E6%9D%8E%E6%95%8F%E9%9B%84%E6%89%AF%E8%AC%8A%EF%BC%81%E9%81%AD%E7%88%86%E5%AF%8C%E5%91%B3%E9%84%89%E5%AD%90%E5%85%AC%E5%8F%B8%E4%BB%A3%E8%A1%A8%E4%BA%BA-20131027002346-260402。

25. 蔡明樺、邱俊吉、周昭平，〈餿水油致癌比棉籽油恐怖〉，蘋果日報，2014/09/05，取自http://www.appledaily.com.tw/appledaily/article/headline/20140905/36066617/。

26. 沈能元，〈劣油毒害，花椰菜芭樂可解〉，蘋果日報，2014/09/06，取自http://www.appledaily.com.tw/appledaily/article/headline/20140906/36069140/。

27. 〈台灣也有了！噁心「地溝油」混食用油，月餅、鳳梨酥恐中鏢〉，三立新聞，2014/09/04，取自http://www.setnews.net/News.aspx?PageGroupID=1&NewsID=38197。

28. 碎肉、內臟及骨頭等。下腳料指的就是在加工過程中分離或殘餘的用料。

29. 湯寶隆、周昭平、洪振生，〈餿水油混皮革油製有毒豬飼料〉，蘋果日報，2014/09/05，取自http://www.appledaily.com.tw/appledaily/article/headline/20140905/36066599/。

30. 〈味全十二產品下架，餿水油五萬桶下肚〉，蘋果日報，2014/09/05，取自http://www.appledaily.com.tw/appledaily/article/headline/20140905/36066566/。

31. 〈問題產品清單、向地方衛生局報備更換油品後上架產品清冊〉，食品藥物管理署，2014/09/18，取自 http://www.fda.gov.tw/TC/siteContent.aspx?sid=4103#.VBrOavmSwg0。
32. 〈問題產品清單、向地方衛生局報備更換油品後上架產品清冊〉，食品藥物管理署，2014/09/18，取自 http://www.fda.gov.tw/TC/siteContent.aspx?sid=4103#.VBrOavmSwg0。
33. 蔡容喬，〈正義進口牛油與飼料用油同艙以食用油報關〉，聯合報，2014/09/16，取自 http://udn.com/NEWS/NATIONAL/NATS3/8938369.shtml。
34. 邱俊吉，〈「劣油未必傷身」食藥署挨批護航〉，蘋果日報，2014/09/06，取自 http://www.appledaily.com.tw/appledaily/article/headline/20140906/36069150/。
35. 邱俊吉，〈學者：這些油不該給人吃，但健康風險相當低〉，蘋果日報，2014/09/06，取自 http://www.appledaily.com.tw/realtimenews/article/new/20140906/464960/。
36. 〈駁餿水油無毒說。學者：吃屎也沒害〉，蘋果日報，2014/09/08，取自 http://www.appledaily.com.tw/appledaily/article/headline/20140908/36071963/。
37. 〈味全用十五噸餿水油！下架商品近半是寶寶系列肉鬆〉，Ettoday，2014/09/05，取自 http://www.ettoday.net/news/20140905/397724.htm。
38. 紅燈（嚴重）、黃燈（有疑慮）、綠燈（沒問題）。
39. 〈食品消費紅綠燈認定機制與處置及建議表〉，食品藥物管理署，2014/02/05、2014/02/05，取自 https://consumer.fda.gov.tw/Pages/Detail.aspx?nodeID=607&pid=7311#。
40. Lupton, Deborah A. (2005) Lay Discourse and beliefs related to food risks: an Australian perspective. Sociology of Health & Illness, 27(4), 448-467.
41. 〈全面落實及推動新食品衛生管理法，邁向食品安全新紀元〉，食品藥物管理署，2013/06/13，取自 http://www.fda.gov.tw/tc/newsContent.aspx?id=9937&chk=01c503c0-6037-47d5-be57-c2ca88a086cd#.VBww6fmSwg1。

42. 〈積極推動「食品衛生管理法」修法，重振食安信心〉，食品藥物管理署，2014/01/13，取自 https://consumer.fda.gov.tw/News/List.aspx?code=1010&nodeID=10#。
43. 吳佳珍、黃文彥，〈大陸、香港、澳門進口油品逐批驗〉，聯合報，2014/09/12，取自 http://udn.com/NEWS/NATIONAL/NAT4/8930780.shtml。
44. 程遠述、張明慧、喻文玟，〈王品隱匿番茄湯染餿，台中市衛生局要罰〉，聯合報，2014/09/14，取自 http://udn.com/NEWS/NATIONAL/NATS1/8934551.shtml。
45. 〈正義飼料油疑製成食品〉，蘋果日報，2014/09/16，取自 http://www.appledaily.com.tw/appledaily/article/headline/20140916/36087492/。
46. 楊欣潔，〈屎測論攻防，「董氏查都比衛局強」〉，聯合報，2014/09/08，取自 http://udn.com/NEWS/NATIONAL/NAT4/8921867.shtml。
47. 〈查廠雖然合格，卻揪不出餿水油〉，蘋果日報，2014/09/05，取自 http://www.appledaily.com.tw/appledaily/article/headline/20140905/36066606/。

第七章

1. 〈痛失俠醫，林杰樑病逝僅55歲〉，蘋果日報，2013/08/06，取自http://www.appledaily.com.tw/appledaily/article/headline/20130806/35201839/。（瀏覽日期 2013/08/06）
2. 十八萬人線上看「統一長明燈」，瑞穗冰淇淋二十四小時僅扁掉，取自http://www.ettoday.net/news/20130704/235801.htm#ixzz3AhoRdK76。

3. 李春棉，〈統一長明燈二十四小時也不化，業者：成本還較貴〉，ETToday，2013/07/04，取自 http://www.ettoday.net/news/20130704/236173.htm。

4. 〈回憶裡甜美滋味不再，統一布丁恐用工業原料六年！〉，ETToday，2013/06/01，取自 http://www.ettoday.net/news/20130601/215682.htm。

5. 〈大陸統一：中國布丁跟台灣不同，是食用級的！〉，ETToday 大陸中心，2013/06/04，取自 http://www.ettoday.net/news/20130604/217794.htm。

6. 〈統一：消費者只會撿便宜，食品安全不會有太大的進步！〉，ETToday，2013/06/26，取自 http://www.ettoday.net/news/20130626/231071.htm?from=fb_cubemedia。

7. 台灣米的等級分爲一等、二等、三等和等外四個等級。〈統一賣「等級外」糙米！協理：外觀差異不影響口感〉，ETToday，2013/06/06，取自 http://www.ettoday.net/news/20130606/218520.htm。

8. 對應歐盟於二〇〇五年的調查問卷，我們委託中央研究院人文社會科學研究中心於二〇〇六年十一月二十一日至十二月七日，針對台灣民眾食品風險感知進行全國電話抽樣調查。

9. 本調查以同一組題目，對應進行歐盟與台灣公眾對食品風險感知的研究。總體來說，北歐、德國、丹麥等對環境與健康管制嚴格的國家，民眾對政府的食品安全治理信任程度都較高。相反的，歐盟南部一些制度較爲鬆散的成員國，民眾對政府的食安治理較沒信心，且經跨國比較，調查結果反映出的環境及健康管制程度與消費者對政府的信任，和台灣相當類似。值得注意的是，英國民眾在調查中展現出恢復對政府食安治理的信心與信任，可見英國政府一連串的決策與治理革新受到人民一定程度的肯定。

10. 本調查爲執行中研院第六期第四次台灣社會基本變遷調查「風險社會」主題調查的結果。本次調查針對新興食品、疫病與災難議題進行研究，由周桂田教授擔任此次風險社會問卷組召集人，調查期間爲二〇一三年九月二十二日起至十二月九日。細部分析請參考：周桂田、王瑞庚（2014），〈管制科學與風險治理：食品議題中的公眾信任〉，台灣社會變遷基本調查第二十二次研討會：風險社會，中央研究院社會學研究所及台灣大學社科院風險社會與政策研究中心主辦，2017/11/28，台北。

11. 〈這位英雄救了台灣，獨家專訪文盲農勇揭餿油〉，蘋果日報，2014/09/14，取自 http://www.appledaily.com.tw/appledaily/article/headline/20140914/36083532/。

第八章

1. 黃文彥、鄭涵文，〈空窗二十天，衛福部把了什麼關〉，聯合報，2014/10/10，取自 http://udn.com/NEWS/NATIONAL/NATS3/8990233.shtml。
2. 〈違法事證七成擬預防性下架〉，蘋果日報，2014/10/22，取自 http://www.appledaily.com.tw/appledaily/article/headline/20141022/36160815/。
3. 洪德欽（2011），〈預防原則歐盟化之研究〉，東吳政治學報，第二十九卷第二期，P. 6。
4. 劉華美、周桂田（2005），〈邁向一個開放性風險評估的可能：以生物多樣性議題之基因工程爲檢討〉，《台灣科技法律與政策論叢》，第二卷第四期，P. 73-104。周桂田（2007），〈新興風險治理典範之芻議〉，《政治與社會哲學評論》，第二十二期，P.179-233。Renn, Ortwin (2008). Risk Governance. London: Earthscan。
5. WHO(2002). *ESTABLISHING A DIALOGUE ON RISKS FROM ELECTROMAGNETIC FIELDS*. Geneva: WHO.

國家圖書館出版品預行編目資料

從土地到餐桌上的恐慌／周桂田、徐健銘 著. -- 初版. --
台北市：商周出版, 城邦文化出版：家庭傳媒城邦分公司發行；
2015.1　面：　公分

ISBN 978-986-272-719-5（平裝）

1. 食品衛生　2. 食品衛生管理

412.25　　103024816

從土地到餐桌上的恐慌

作　　者／周桂田、徐健銘
責任編輯／陳玳妮

版　　權／翁靜如
行銷業務／李衍逸、黃崇華
總 編 輯／楊如玉
總 經 理／彭之琬
發 行 人／何飛鵬
法律顧問／台英國際商務法律事務所　羅明通律師
出　　版／商周出版
城邦文化事業股份有限公司
台北市中山區民生東路二段141號9樓
電話：(02) 2500-7008 傳眞：(02) 2500-7759
E-mail：bwp.service@cite.com.tw
Blog：http://bwp25007008.pixnet.net/blog
發　　行／英屬蓋曼群島商家庭傳媒股份有限公司城邦分公司
台北市中山區民生東路二段141號2樓
書虫客服服務專線：02-25007718・02-25007719
24小時傳眞服務：02-25001990・02-25001991
服務時間：週一至週五09:30-12:00・13:30-17:00
郵撥帳號：19863813　戶名：書虫股份有限公司
讀者服務信箱E-mail：service@readingclub.com.tw
歡迎光臨城邦讀書花園　網址：www.cite.com.tw
香港發行所／城邦（香港）出版集團有限公司
香港灣仔駱克道193號東超商業中心1樓
電話：(852) 25086231　傳眞：(852) 25789337
馬新發行所／城邦(馬新)出版集團 Cité (M) Sdn. Bhd.
41, Jalan Radin Anum, Bandar Baru Sri Petaling,
57000 Kuala Lumpur, Malaysia
電話：(603)90578822　傳眞：(603) 90576622

封面設計／黃聖文
排　　版／新鑫電腦排版工作室
印　　刷／韋懋實業有限公司
總 經 銷／高見文化行銷股份有限公司 電話：(02) 26689005
傳眞：(02) 26689790　客服專線：0800-055-365

■2015年1月6日初版
■2017年8月3日初版5.5刷
定價 300元

Printed in Taiwan
城邦讀書花園
www.cite.com.tw

ISBN　978-986-272-719-5

商周出版

廣 告 回 函
北區郵政管理登記證
台北廣字第000791號
郵資已付，免貼郵票

104台北市民生東路二段141號2樓

英屬蓋曼群島商家庭傳媒股份有限公司　城邦分公司

請沿虛線對摺，謝謝！

商周出版

書號：BK7059　**書名：**從土地到餐桌上的恐慌　**編碼：**

請於此處用膠水黏貼

商周出版

讀者回函卡

感謝您購買我們出版的書籍！請費心填寫此回函卡，我們將不定期寄上城邦集團最新的出版訊息。

不定期好禮相贈！
立即加入：商周出版
Facebook 粉絲團

姓名：＿＿＿＿＿＿＿＿＿＿＿＿＿＿＿＿＿＿＿＿ 性別：□男 □女

生日：西元＿＿＿＿＿＿年＿＿＿＿＿＿月＿＿＿＿＿＿日

地址：＿＿＿＿＿＿＿＿＿＿＿＿＿＿＿＿＿＿＿＿＿＿＿＿

聯絡電話：＿＿＿＿＿＿＿＿＿＿＿＿ 傳真：＿＿＿＿＿＿＿＿＿＿＿＿

E-mail ：

學歷：□ 1. 小學 □ 2. 國中 □ 3. 高中 □ 4. 大學 □ 5. 研究所以上

職業：□ 1. 學生 □ 2. 軍公教 □ 3. 服務 □ 4. 金融 □ 5. 製造 □ 6. 資訊

□ 7. 傳播 □ 8. 自由業 □ 9. 農漁牧 □ 10. 家管 □ 11. 退休

□ 12. 其他＿＿＿＿＿＿＿＿＿＿＿＿＿＿＿＿＿＿＿＿

您從何種方式得知本書消息？

□ 1. 書店 □ 2. 網路 □ 3. 報紙 □ 4. 雜誌 □ 5. 廣播 □ 6. 電視

□ 7. 親友推薦 □ 8. 其他＿＿＿＿＿＿＿＿＿＿＿＿＿＿＿

您通常以何種方式購書？

□ 1. 書店 □ 2. 網路 □ 3. 傳真訂購 □ 4. 郵局劃撥 □ 5. 其他＿＿＿

您喜歡閱讀那些類別的書籍？

□ 1. 財經商業 □ 2. 自然科學 □ 3. 歷史 □ 4. 法律 □ 5. 文學

□ 6. 休閒旅遊 □ 7. 小說 □ 8. 人物傳記 □ 9. 生活、勵志 □ 10. 其他

對我們的建議：＿＿＿＿＿＿＿＿＿＿＿＿＿＿＿＿＿＿＿＿＿＿＿

＿＿＿＿＿＿＿＿＿＿＿＿＿＿＿＿＿＿＿＿＿＿＿＿＿＿＿＿＿

＿＿＿＿＿＿＿＿＿＿＿＿＿＿＿＿＿＿＿＿＿＿＿＿＿＿＿＿＿

請於此處用膠水黏貼